《黄帝内经》养好你的心肝脾肺肾

张晓梅 主编

天天健康

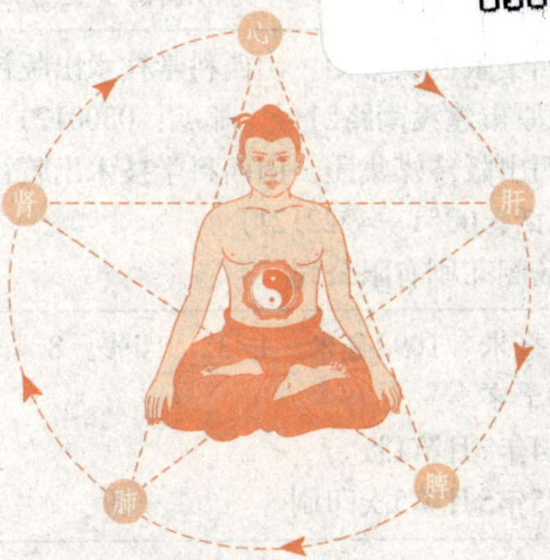

山西出版传媒集团
山西科学技术出版社

图书在版编目(CIP)数据

《黄帝内经》养好你的心肝脾肺肾/张晓梅主编. —太原：山西科学技术出版社，2014.7（2025.5重印）
（天天健康）

ISBN 978-7-5377-4849-0

Ⅰ.①黄… Ⅱ.①张… Ⅲ.①《内经》－脏腑－养生（中医） Ⅳ.①R221

中国版本图书馆CIP数据核字（2014）第124260号

天天健康

《黄帝内经》养好你的心肝脾肺肾

主　　编　张晓梅

出版策划　阎文凯　　责任编辑　郝志岗
文图编辑　解鲜花　　美术编辑　吴金周

出　　版　山西出版传媒集团·山西科学技术出版社
（太原市建设南路21号　邮编：030012）
发　　行　山西出版传媒集团·山西科学技术出版社
（电话：0351－4922121）
印　　刷　文畅阁印刷有限公司

开　　本　787毫米×1092毫米　1/32　印张：8
字　　数　150千字
版　　次　2014年7月第1版
印　　次　2025年5月第5次印刷

书　　号　ISBN 978-7-5377-4849-0
定　　价　39.00元

前言

《灵枢·脉度》指出：“五脏不和则七窍不通。”五脏的精气通达于七窍，五脏不调和，精气对外就不能开放和发散，七窍就不通。而七窍不通，五脏之气不能与天地之气进行能量交换，难以自我更新，正气就会受损。五脏虚损则会引起一系列症状：心慌、无精打采、头晕、气喘、畏寒等，如果出现脏器阳虚的症状就需要及时调养。

五脏——心、肝、脾、肺、肾是人体生命的核心。其中，心主血脉，肺主气，肝主生发，脾主运化，肾主藏精，缺一不可，都是人体的重要脏器。尤以心、肾为重中之重，心相当于生命的发动机，肾是生命的能源，所以心、肾一旦受损，会导致怎样的恶果可想而知。其实，五脏之中无论哪一脏受损，生命都会受到威胁，可见保养五脏是何等重要。

然而，五脏的生命力并非恒久不变，而是有着自然衰退的规律。正如《黄帝内经》记载的，从五十岁开始，按照肝、心、脾、肺、肾的顺序每十年衰老一个脏器。如五十岁肝衰退的征兆是“目始不明”，六十岁心衰退的征兆是“好卧”，七十岁脾衰退的征兆是“脾气虚”，八十岁肺衰退的征兆是“言善误”，九十岁肾衰退的征兆是“经脉空虚”。

疾病、不良生活习惯、不科学的饮食、不良心态等是伤害五脏、加速其衰退的因素。如果五脏强就不会生病，不生病就能延缓自然衰退，这样寿命才能延长。所以，保养五脏对保证生活质量及延长寿命具有重要意义。

那么，我们怎样才能不生病，怎样才能保养好五脏，怎样才能长寿？对此，到底有什么绝招，有什么奥秘呢？就请打开本书，从中寻求答案，让它给我们指点迷津吧！

第一章 五脏精气充盈则百病不生

第二章 养生首先要养心

第六章 养肾就是养先天之本 203

第一章

五脏精气充盈则百病不生

五脏各司其职

说起五脏，很多人并不感到陌生。中医里的五脏是肝、心、脾、肺、肾五个脏器功能系统的合称，人体五脏各司其职。

肝主疏泄、藏血

肝主疏泄，疏，是疏通，畅达；泄，是排泄，宣泄。肝主疏泄可以从两个方面来谈。

其一是“疏”，肝疏通的是什么呢？是人体的气机，气的升降出入运动，是人体生命活动的根本。没有了“气”，生命就此终结。中医认为：“凡脏腑十二经之气化，皆必藉肝胆之气化以鼓舞之，始能调畅而不病。”这句话告诉我们：只有肝气升发，气机调畅了，人的十二经脉气血才会充盛，表现为精神焕发，心情舒畅，善于谋虑，思维与动作敏捷，可谓气顺、心顺、身体顺。

其二是“泄”，肝疏泄的是什么呢？是人的郁气。因为肝易郁，任何情志的刺激都可造成肝气郁而不畅、疏泄失常，进而导致气郁或气逆。血之源头在于气，气行则血行，气不好，人体血液就不流畅，血管易堵塞，引起血瘀、出血等多种病变。所以，爱生气的人容易发生中风、痛经、闭经、乳房胀痛、头胀头痛、失眠等疾病。

所以，中医认为“肝郁为百病之始，六郁之首”，“善于调肝乃善治百病”。由此可见，心情不好，肝脏也不好。保肝的关键就是要疏肝，我们平时可以多拍打肝经和胆经，以达到流通气血的目的。

肝主藏血为“血海”。《黄帝内经》中说：“人卧血归于肝。”王冰注解说：“肝藏血，心行之，人动则血运于诸经，人静则血归于肝脏。何者？肝主血海故也。”这个道理其实很简单，人体一动一静，维持自身的阴阳平衡。当人体活动剧烈或情绪激动时，肝所储藏的血液通过肝气的升发向外输布，以供机体的需要。当人体处于睡眠状态或情绪稳定时，身体对血的需求量相对减少，部分血液便又归藏于肝，以濡养肝自身，一方面制约肝的阳气而维持肝的阴阳平衡、气血调和，因为阳气升发太过，血不归位就会溢出来；另一方面，肝不藏血，肝血易不足，导致出现血虚失养的病理变化，如两目干涩昏花、肢体麻木以及女性月经量少，甚至闭经等。因此，规律运动和睡眠对养肝都是十分重要的。

心主血脉、藏神

心主血脉，是指心有推动血液在脉内运行的作用，即心气的作用。脉环接于心，在心的主宰、控制下，以心气为动力，以血液为物质基础，以脉为通道，从心—脉—血的循环系统中濡养五脏六腑、四肢百骸。如果心主血、心主脉的功能失调，就会造成气滞血瘀、心脉痹阻（以心悸怔忡、胸闷、心痛为主要表现）、脉道不通，日久就可能发展为动脉粥样硬化。

心气的强弱可以从脉象、面色上反映出来。如心气旺盛，血脉充盈，则脉和缓有力，面色红润，即“其华在面”；心气不足，血脉空虚，则脉细弱或节律不齐，面色苍白；心血瘀阻则可出现心胸闷痛，颜面、唇甲青紫等现象。

心主神明。《黄帝内经》中说："血者，神气也。"所以，心主神明与心主血脉的功能是密切相关的。心的气血充盈，则神志清晰，思维敏捷，精力充沛。如果心气衰弱，则往往可见言语错乱、记忆不佳等症状。正如《黄庭内景五脏六腑补泻图》所指出的："丈夫至六十，心气衰弱，言多错忘。"如果心血不足，常导致心神的病变，出现心烦、失眠、多梦、健忘、心神不宁等症状。

心主喜，心气虚就会悲，但如果心气保养得好，人会常笑常乐。中医认为喜则气散，不可过度。生活中，我们可以看到一些心脏不好的老年人，与儿女团圆时过度高兴就心脏病发了。这是为什么呢？因为喜则气散，过于高兴的时候，他的心气就耗散了，所以高兴也不要过度。

脾主运化、主统血

脾主运化。简单地说，脾包括了促进消化、吸收和输布三个方面的生理功能。

脾主运化有两个含义：一是运化水谷精微。饮食入胃后，在胃和小肠内进行消化和吸收。但是，人的身体不是什么都吸收的，而是要吸取食物最有营养的部分——水谷精微。水谷必须靠脾的运化才能化生为精微。同样，也必须靠脾的转输和散精功能，才能把水谷精微通过经脉布散至全身。因此，脾的运化功能旺盛，才能为化生精、气、血、津液提供足够的养料，从而滋养五脏六腑。如果脾运化失常，就会出现腹胀、便溏、食欲不振，乃至倦怠、消瘦等病证。《医宗必读》云：“一有此身，必资谷气，谷入于胃，洒陈于六腑而气至，和调于五脏而血生，而人资以为生者也，故曰后天之本在脾。”所以中医说：“脾胃为后天之本，气血生化之源。”

二是运化水湿。大家每天都要喝几杯水或者饮料，水喝下去后，人体吸收营养物质，那么产生的多余水液就要靠脾来运化，脾转输至肺和肾，通过肺、肾的气化功能，化为汗和尿排出体外，从而维持人体水液代谢的平衡，也就能防止湿、痰、饮等病理产物的生成。反之，脾的运化水液功能减退，必然导致水液在体内停滞，从而产生湿、痰、饮等病理产物，甚至导致水肿。所以，《黄帝内经》中说：“诸湿肿满，皆属于脾。”

脾主统血是指脾具有统摄血液，并使血液循经运行的功能。脾的这种功能有赖于脾气，脾主运化，转输水谷精微，是气血化生之源。所以，脾气虚时，一方面不能化生血液而出现血虚；另一方面，如果脾统血的功能减弱，血可能就会到处流溢，不按照正常的路线走，致使血液溢出脉管之外而发生便血、尿血、崩漏等出血病证。

肺主气、司呼吸

肺主气，包括主呼吸之气与主一身之气两个方面。肺主一身之气，是指肺有主持、调节全身经络之气的作用。

肺司呼吸，我们从自然界吸入清气（氧气），又把体内的浊气排出体外，从而保证了新陈代谢顺利进行。所以，现在很多人会去郊外呼吸新鲜空气，这对身体非常有好处。若没有了呼吸，新陈代谢停止，人的生命活动也就终结了。

肺主一身之气这一功能主要体现在气的生成，特别是宗气的生成方面。宗气是由脾胃化生的水谷精气与肺从自然界吸入的清气相结合，积于胸中而成。“宗气”主呼吸和血脉的运行，滋养元气。因此，呼吸的强弱、气血的运行、肢体的温度与活动能力都与宗气有关。而宗气通过心脉布散到全身需要靠肺气的推动，因此肺通过宗气的生成与布散，能起到主持一身之气的作用。

若肺有了病变，不但影响呼吸运动，而且也会影响一身之气的生理功能。例如，肺气不足，则呼吸微弱，气短不能接续，语音低微。若肺气壅塞，则呼吸急促、胸闷、咳嗽、喘息。此外，如果影响宗气的生成和布散，就会导致一身之气不足，即所谓“气虚”。

肾主藏精、主水

肾主藏精。《黄帝内经》中说：“肾者主蛰，封藏之本，精之处也。”即肾是精所存在的地方。肾所藏之精包括先天之精和后天之精。先天之精是从父母那里遗传来的，它有促进生长和繁殖后代的能力。后天之精来源于水谷精微，即是靠脾胃化生的营养物质所得，具有滋养濡润脏腑的作用。先天之精必须有后天之精滋养，才能得到不断地充实，后天之精必须有先天之精气蒸化才能产生，二者相互依存，相互促进。所以肾精的盛衰，除了和先天条件有关外，还和后天营养是否充盛有密切关系。

肾精属阴，又称为“肾阴”、“元阴”或“真阴”，肾阴对人体各脏腑起着濡润和滋养的作用，为人体阴气之根；肾的阳气，又称为“元阳”“真阳”，对人体各脏腑起着温煦和生化的作用，为人体阳气之根。

精能化气，肾阳蒸化肾精（阴）而产生肾气。肾气决定着机体的生长发育和生殖功能。

因此，小儿发育迟缓和某些不孕不育证，都是肾的精气不足的表现。进入老年，由于肾气开始衰减，人的形体逐渐衰老，不仅丧失了生育能力，而且头发斑白，牙齿松动。

肾主水。在正常情况下，人体将含有营养成分的“清液”输布周身，含有代谢废物的“浊液”化为汗与尿排出体外。肾主水主要靠肾阳的蒸化作用，肾阳蒸化水液，使水能气化，又能使气聚而为水（如产生尿液），以利于水液在体内布散和排泄。若肾的气化失常，水液代谢障碍，就会发生水肿、少尿等病证。

肾司膀胱开合。膀胱的主要功能是储尿、排尿。储尿要靠肾气的固摄能力，排尿也要靠肾气的控制能力，所以说肾司膀胱开合。若肾阳不足，失去温化蒸腾作用，则表现为小便清长或尿量明显增多等。

肾亏是老年病的常见特点。因此，老年人发生疾病也同时伴随肾精的虚衰。如老年性痴呆症、妇女更年期综合征、骨性关节炎、老年性白内障、老年性耳聋等疾病的主要病因都是肾虚。在治疗上，补肾护精法是治疗老年病的根本大法。

五脏谁也离不开谁

五脏都是“天生我材必有用”，各司其职。然而脏与脏之间并不是孤立的，而是彼此密切联系着。如清代张志聪在《侣山堂类辩》中说：“五脏之气，皆相贯通。”五脏在生理活动和病理变化上有着必然的内在联系，因而形成了脏与脏之间相互滋生、相互制约的关系。

五脏相生

由于木、火、土、金、水五行对应肝、心、脾、肺、肾五脏，中医讲“木生火、火生土、土生金、金生水、水生木”，这里的“生”，含有滋生、助长、促进、支援等意思。有时候，这种关系称为母子关系，就如母亲生下婴儿一般。例如，火生土，火为土之母，对应地说，心是脾的“母亲”，因为心能支持及促进脾的功能。

如果心肌梗死患者倒在厕所里，一种情况是排便过于用力；另一种情况是吃饭吃得太多了。中医把气分成元气、宗气、营气、卫气等，都说人活一口气，人养生养的也是这一口气。如果吃得太多，脾胃运化时就会需要多用一点儿气来把食物消化掉。我们知道，心火生脾土，心和脾之间就形成了“母子关系”，在消化食物的过程中，脾胃需要更多的气的话，就会从心那里“夺气”，中医叫做“子盗母气”，就是儿子会到母亲那里“夺气”，这样会导致心气不够，进而引发心脏病。所以心脏病患者必须注意两点：第一，不要便秘；第二，吃饭最好吃七八分饱。

放在四季养生中，五脏相生的道理就更好理解了。比如说，按照中医的道理，肝、心、脾、肺、肾五脏分别对应春、夏、长夏、秋、冬五季。春天过后是夏天，木生火就是肝生心，肝藏血以济心，春天若能把肝血养好，夏天暑热、阳气太盛的情况就能减缓，气血就容易平衡。同样的，秋天过后是冬天，金生水，肺气清肃则津气下行以资肾，为冬天阳气的伏藏打好基础。

五脏相克

中医讲“木克土，土克水，水克火，火克金，金克木”。表现在人体中就是：肺（金）气清肃下降，可以抑制肝（木）阳的上亢，即金克木；肝（木）的条达，可以疏泄脾（土）的壅郁，即木克土；脾（土）的运化，可以制止肾（水）水的泛滥，即土克水；肾（水）的上济，可以防止心火的亢烈，即水克火；心（火）的阳热，可以制约肺（金）清肃得太过，即火克金。

举生活中的一个例子来说，为什么有的人在生气大怒、郁郁寡欢的时候，就不想吃饭、吃饭后易打嗝，甚至胃胀、胃痛呢？为什么有的人生病了会心烦气躁、焦虑不安，常会出现脾胃虚弱的症状？因为木克土，《黄帝内经》上说：“土得木则达。”肝气疏泄调畅，则脾胃升降适度，运化健全。而生气、抑郁、焦虑容易造成肝气郁结，肝的疏泄功能就随之减弱或丧失，此时吃饭则脾不健运，导致人消化不良。饭后生气使肝气郁结于内，同样影响消化吸收。因此，很多养生家提倡：食后不可怒，怒后不可食。

五脏相生相克在防病、治病中的运用。现在大家都讲“治未病”，讲究预防为主。《金匮要略》中说：“见肝之病，知肝传脾，当先实脾。”这句话的意思就是说：如见肝之病，应该认识到肝病最易传脾，在治肝的同时，当先调补脾。因木克土，故肝病暗伏克害脾土之机。一脏有病，可以影响他脏。这就是“治未病”的体现，其目的在于使脾脏正气充实，不受侵袭。反过来说，见肝之病，不知道补脾气，唯治其肝，这是缺乏整体观的治疗方法，自然不能得到满意的效果。木生火，肝为心之母，肝病还可以影响心。肝病是这样，其他脏器的病变也是如此。

根据五行相生关系，中医有“补母泻子”的治疗原则，即“虚则补其母，实则泻其子”。如肝虚补肾，因为水生木，肾为肝之母，所以补肾水可以生肝木，中医称之为“滋水涵木法”，是用滋补肾阴以涵养肝阴的方法，适用于肾阴亏损而肝阴不足的病症。而肝肾阴虚是糖尿病、高血压、中风发生的根本病机，因此，这些病都需要肝肾同治。如肝实泻心，因为木生火，心为肝之子，所以泻心火有助于泻肝木。比如说，一个肝火旺的人尤其要注意保持心情舒畅，日常可以吃苦瓜来降心火。

根据相克关系，中医有“抑强扶弱”的治疗原则，即泻其克者之强，补其被克者之弱。如肝克脾，肝气亢盛表现为强，必须泻之，脾气虚表现为弱，必须补之。一泻一补，阴阳得以平衡，人体才会健康。

总之，在中医整体观念中，人是一个以心为主宰，五脏为中心的统一体。五脏虽各有各的职责，但谁也离不开谁。

五脏疾病早知道

人体是一个统一体，内部的疾病可以从外部反映出来，所以中医说“上工治未病”。上工即“见色知病，按脉知病，问病知处”的高明医生，高明的医生未病先防，治在病先。可高明的医生不是谁都可以遇到的，说到底健康还是掌握在自己的手中，因为自己的病只有自己最清楚，免疫力需要自己来激发。五脏在生病前，会向你发出求救小信号。那么，如果五脏病了，在五官上，是怎么反映出来的呢？

肝开窍于目，“肝”上有病反映在眼睛上。

心开窍于舌，“心”上有病反映在舌头上。

脾开窍于口，“脾”上有病了反映在口里。

肺开窍于鼻，“肺”上有病反映在鼻子上。

肾开窍于耳，“肾”上有病反映在耳朵上。

下面，让我们来读懂五脏发出的“求救信号”。

心病早知道

全世界有1/3的人死亡都与心脏有关，心脏发出的“求救信号”有以下几种。

左手指痛、牙痛。中医认为“心包”是包在心脏外面的包膜，说得形象点，好比是心的宫城，有保护心脏的作用。心不能受邪，心包能代心受邪，所以外邪侵袭心，首先心包受病。心包经起于胸，经过上肢，所以，心脏病的疼痛多出现在胸口正中的位置，持续数分钟甚至十几分钟，常常牵涉左前臂、左手指或左上臂，甚至咽喉、颈项或者牙齿。

枕头高才能睡着。平躺着睡觉会觉得胸闷，必须垫个较高的枕头，或者半靠着才能入睡，表明心脏功能较弱。

一活动就心慌气短。经常感到心慌、胸闷，上楼梯、做点体力活就会气喘、心跳加快。特别是此前这种情况并不明显，最近一段时间加重的，要警惕心脏出现问题。

心开窍于舌，心阳不足，则舌胖嫩或紫暗；心阴不足，则舌红而颜色深暗；心血虚，则舌暗淡；心火上炎，则舌红烂、生疮、疼痛；心血瘀阻，则舌紫暗或有瘀斑。

肝病早知道

肝病被称为“最大的隐形杀手”，是因为它发病初期并没有明显症状。不过，还是有些小信号能让我们捕捉到。

见到油腻就恶心。肝与胆相表里，胆能分泌胆汁，是人体最重要的消化液，当它出现问题，大多表现在“吃”上。比如没有食欲、不想吃东西、见到油腻食物或闻到油味就恶心欲吐、胃部胀满不适，可能是得了肝炎；如果吃了油腻食物后右上腹（右侧肋骨下缘）疼痛，并连带到右肩或背部，则可能是胆囊疾病，如胆囊炎、胆囊结石等。

脸发黄，皮肤痒。肝脏一旦生病，胆汁的代谢就会发生障碍，让身体出现颜色上的改变。因为胆汁是黄绿色的，所以多出现脸黄、眼黄、皮肤黄、尿发黄。由于胆汁里的胆盐刺激皮肤感觉神经末梢，还会出现皮肤瘙痒。

手掌发红。两手大鱼际（手掌正面大拇指根部肉厚的部分）、小鱼际（大鱼际的另一侧）及手指掌面充血发红，就像是涂了一层胭脂，这说明有慢性肝炎和肝硬化的可能。

肝开窍于目，若肝血不足，目失所养，则两眼昏花、视物不明，出现如夜盲等问题；若肝经火盛，可见眼红肿痛；肝阴虚，可致眼睛模糊干涩，或可见眼珠不灵活、斜视等；肝气郁结过久，则能导致口苦目眩。

脾胃病早知道

胃肠道疾病最常见的信号就是疼痛。疼痛发生的时间不同，说明所患的胃肠道疾病也不同。

吃饱饭以后疼。疼痛在饭后半小时至2小时出现，到下次进餐前消失，一般是胃溃疡。

饥饿时疼。饭后3～4小时，空腹或感到饥饿时疼，马上吃点东西，疼痛就可减轻或消失，一般为十二指肠溃疡。

脾开窍于口，口淡无味、唇淡无泽，多为脾气亏虚，气血不足；口中黏腻，吃东西不香，或嘴里发甜，多为脾胃湿热；口中泛酸，则为肝脾不和；若唇肿、口疮、糜烂而痛，多为脾热或脾火。

肺病早知道

肺娇易受风邪，生活中我们经常会咳嗽。其实咳嗽就是肺脏向你发出的求救信号，不同的咳嗽症状提示着不同的肺病。

干咳。无痰或痰量很少，一般是急性咽喉炎、支气管炎的初期，一部分肺癌患者也会出现此症状。

长期慢性咳嗽，多是慢性支气管炎、肺结核等。如果咳痰带血，就要警惕肺癌或是肺心病；咳痰呈黄色，多是肺部或支气管出现感染。

气喘。活动后气促，常见于哮喘、阻塞性肺病等。

午后低热，可能是肺结核。特点是午后发热，下午或晚上退尽，如潮水般有涨有落。同时伴有乏力、食欲不振、咳嗽和少量咯血。

肺开窍于鼻，如外感风寒影响肺，就会鼻塞流涕、影响嗅觉；肺有燥热，则鼻孔干涩。

肾病早知道

一提到肾病，很多人就会想到肾衰竭。糖尿病、高血压、心脏病、某些药物，都会损害你的肾。有调查显示，近20%的肾病患者由于缺乏防治知识，首次就诊时病情就已到了中晚期。肾脏的求救信号有以下几种。

面部、下肢水肿。肾主水，肾不好，水液代谢就会出现障碍。早晨起床后眼皮或脸部、下肢水肿，活动20分钟后仍不消失。劳累后，水肿也会加重。

尿量突然增多。生活习惯没改变，但尿量突然增多或减少，或者以前夜尿不多，现在夜尿多，超过白天尿量，这是肾不好的早期表现。

尿液变色。当尿液呈浓茶色、洗肉水样、酱油色或浑浊如淘米水颜色时，是血尿的表现，都要警惕肾脏问题。尿液有泡沫，尤其是细小不易消失的泡沫，说明尿液中排泄的蛋白较多，肾多有毛病。口中有氨味，伴有疲乏无力、食欲减退、贫血，往往是肾病中晚期的表现。

肾开窍于耳，若肾精亏虚，则脑髓不充，易出现头晕、耳鸣、听力下降等症，肾阴虚的病人常会有耳鸣现象。

强五脏就是强正气

中医学典籍《黄帝内经》中说："正气内存，邪不可干。"从字面上看，正气和邪气这两个概念是相互矛盾的，这充分证明"正气"和我们平常说的"免疫力"有直接的关系。免疫系统是保护人体不受疾病侵扰和战胜疾病不可缺少的，没有自己的免疫系统，任何药物只能起到控制作用而不能使疾病痊愈。中医认为免疫力全在正气。正气即人身之气，从生成来源而言，以先天之精化生者为元气，由水谷之精化生者为谷气。人身之气从其分布部位而言，其行于脉中为营气，行于脉外为卫气；谷气与自然界清气（氧气）相聚于胸中者为宗气；分布于脏腑、经络者称为脏腑之气、经络之气。中医理论认为，肾为元气之根，脾为正气之源，肺为卫气之本。

五脏之病多源于气虚

在人体所有的气中，最重要的就是要保护好五脏之气。因为五脏是转化、生成和储藏精气的，而精气是生命的核心。

很多人看中医时，会听到"气虚"这个词。气虚主要是以元气虚弱为主，就是说一个人的免疫力下降，很多亚健康者都有气虚的表现。

"气"能固护体表，如果气少了，力量就减弱了，声音也低了；气虚不能固卫，出汗就多了，也更容易被风寒侵袭，患上感冒，几个星期不见好，或者刚好一阵，淋了场小雨或者睡觉没盖好被子，又病了。这主要是因为气虚的人抵抗力不强，稍受风寒，感冒很容易再犯。

气虚感冒的人大多不发热。发热其实是正气和邪气激烈斗争时的表现。正气不够强，打都打不起来，只在小范围里表演一下花拳绣腿，当然不会发热。就算发热，也是低热，而且持续时间很长。老年人感冒一般都以低热为主，缠缠绵绵的，就是因为年纪大了、元气少了、气虚了。因此，老年人更要注意补气。

其实，气虚和气虚体质不一样。气虚是中医的一个证型。比如说，你这段时间生病了，就会出现气虚的症状，等你病好了，就不虚了。但气虚体质是一种长期气不足的状态，如果一个人对什么事情都没有兴趣，总是把累挂在嘴边，说几句话就喘不过气来，就说明是气虚体质。

那么，气虚通常是怎么形成的呢？俗话说，久病卧床伤气。有病不去治，尤其是五脏的病，当然会伤气了。

还有什么原因呢？营养不良是一个主要原因。中医认为：脾胃为后天之本，气血生化之源。你吃不好，你的身体就容易虚。有的时尚女性为了减肥，只吃蔬菜和水果，不敢吃饭，结果出现月经紊乱、过早绝经，甚至早衰，这就是因为气血亏虚造成的。尤其很多女孩子，上班的时候，一点力气都没有，都软软地坐着，好像是生病了。其实她不是病，是因为营养不良伤了她的气，这叫做气虚。

另外一种就是过度劳累。中医讲："劳则气耗。"劳，包含了体力劳动和脑力劳动，过度劳累，超过了身体的负荷，就耗伤了精气。有些上班族经常熬夜加班，能量消耗太过了，又没有时间去调补，气必然会越来越少。过度运动也会表现为气虚。尤其在运动出汗后，遇风很容易感冒，感冒就会耗伤元气，久而久之，储藏的元气也被消耗了。

所以，出现了气不足这个情况，你就得考虑，自己是在哪个方面出现了问题。下面来具体讲讲怎样保养五脏的气。

保养心气

五脏之气中，心气最重要，所以一定要养护好心气。

压力劳累袭来，加上生活习惯越来越不好，一些中年人因心脏病猝死，英年早逝，这是什么原因造成的呢？简单地说就是心气不够。很多中年人到了40岁以后，就觉得心气不足，疲劳，力不从心。

心气不足有什么表现呢？就是话说多一点、稍微劳累一点，就觉得心慌，气不够用。说话多了心慌，动多了心慌，这是心气虚的一个信号。这时就要注意保养你的心气了。

保养心气平时要注意静养和慢养。因为生活和工作节奏快了，心气耗散就会变得很大。所以你应该快的时候就快一些，但该慢的时候一定要慢下来。比如，上班的时候你快节奏工作，那么下班了就要放慢节奏，进行静养。在食补方面，常吃桂圆、莲子、百合、木耳等，以益心气养心阴。

心主夏，夏宜补心气。夏季阳气最盛，是大部分心血管病患者病情稳定的季节，适当服用人参以补益心气，这对他们来说是很有效的。

人参是补益心气的最好药物，尤其是爱出汗的心脏病患者，更应在夏天服用人参。只要患者饮食基本正常，舌苔正常，均可在医生指导下服用。人参有不同的品种，一般来说夏天进补以性凉味甘的生晒参为宜，五年参即可。

剂量为5克，将人参切片或切段，放入瓷碗中，加入大半碗清水，盖上盖子，放入加好冷水的锅内，用小火隔水蒸煮1小时左右（注意不要把水烧干），倒出参汁，温服，早晚各一次。每5克人参一般可以反复蒸煮3～5次，直至药汁极淡为止。但应注意寒凉体质的人不宜服用。

舌红、苔少、口干或大便较干的人可选用性凉生津的西洋参，也可酌情选择生晒参和西洋参一起服用；畏寒、大便稀溏、四肢欠温、舌质淡胖者，则宜用性温的红参。在感冒或有其他急性病症的时候停服。

心脏不好的人在情绪激动时，心气易涣散，容易导致心脏病突发、血压升高。酸味的东西具有收敛作用，能有效阻止心气太过涣散，保护心脏，防止心脏病突发。因此，最简单的预防方法是：买些山楂干（鲜山楂更好，但不易储存）常备，当情绪波动时，就慢慢分几次嚼碎10个，可以疏肝解郁，让心情平静下来。牙齿不好的老年人可以用山楂泡水喝，一杯水放10个山楂干就可以，反复冲泡3次。如果将山楂干粉碎成粉末状食用会更好吸收。还可以在烧菜、炖汤的时候放入山楂干，既能起到收敛心气的作用，又可除去肉的腥腻；山楂还可以降血脂，可谓一举多得。

心脏不好的老人，其饮食原则就是要酸多咸少，也就是说平时的饭菜中让醋出点头，盐和酱油少放一些。平时除了山楂，酸味的水果比如李子、梅子、柑橘等都可以适当吃些。需要提醒的是胃部容易反酸的人，不要多吃酸味食物，否则胃酸分泌变多，对胃不好。

保养肾气

肾气虚最大的特点就是气短自汗、腰膝酸软、小便多，尤其是夜尿多。出现这种状况就要好好保养肾气了。

首先，房事要节制。房事不节制对肾精、肾气的伤害非常大，尤其到中年以后，一定要注意房事的节制与和谐。

其次，不要用脑过度。肾生髓，脑髓靠肾来生长，用脑过度便会耗伤肾气。因此用脑过度，必须益肾，单纯健脑是不行的。补脑食品有核桃、桂圆、枸杞子、花生、鱼等。

再次，还要注意腰的保养，不要伤了腰，因为腰里边藏着肾，所以也是不可忽视的地方。久坐伤肉，因此对于办公室一族来说，要常起来活动活动。

最后，养肾要穴常“滋润”。经常用手按摩下气海、关元穴，同时另一只手在后背按摩命门穴、腰阳关，有助于养肾。还可以经常搓腰眼。大家看电视时坐直身子，不倚靠，双手对搓发热后，掌心紧按腰眼处，然后用力上下搓120次（一上一下为一次），或以温热为度。

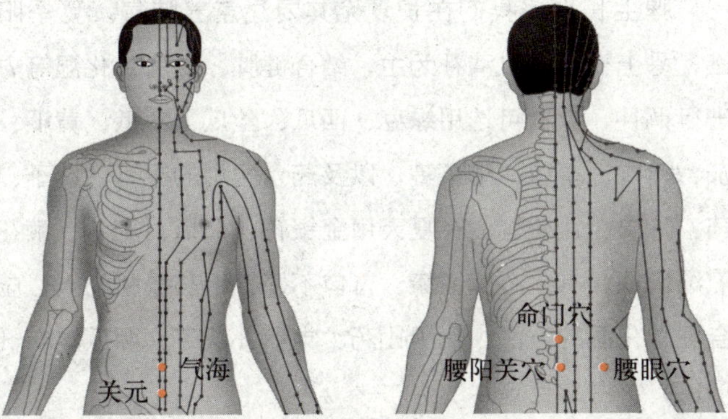

保养脾气

脾为后天之本，其重要性是不言自明的。

比如，年老之人，禀于父母的先天之肾气已竭，维持人体生命活动则全靠后天水谷之充养。你仔细观察医院里的人，老年患者中凡是胃口不好，进食很少的人，大多是一副形衰神疲的样子；胃口好、消化好的人，病情随之稳定或好转。

脾气虚的表现就是不想吃东西，吃下去不消化，中医叫做纳呆腹胀，这时候就要健脾。脾气虚大多是因为饮食不节造成的。你饱一餐、饿一餐，东一餐、西一餐的，脾胃的气机都给弄乱了，人的正气就会大大减弱。所以，吃太多、吃太少都不好，吃七八分饱即可。

其次是寒温要适宜，饮食不要过凉，也不要过热。太烫了，容易得食道癌、胃癌；太凉了容易导致脾胃阳虚。因此，夏天不要贪凉喝冰镇的水、饮料，最好喝常温的饮品；不要喝太多凉茶，以免损伤胃气；西瓜、绿豆汤、乌梅小豆汤等都为解渴消暑之佳品，但不宜冰镇吃。

脾主长夏，我们在长夏尤其要注意养脾气。夏季阳气盛，易上火，应以清补为主，结合健脾、祛暑、化湿等方法进行调补，饮食可选用绿豆、西瓜、丝瓜、冬瓜、黄瓜、番茄、鸭肉、草鱼、鲫鱼等，以及药食两用的银耳、莲子、山药、陈皮、山楂等。在夏天用金银花、乌梅、麦冬、菊花等煎汤代饮，有益心脾健康。胃口不好、舌苔厚腻的人，应结合健脾化湿的方法，食用山药、党参、茯苓、西瓜翠衣（西瓜皮）、白扁豆等。

保养肺气

肺气虚有什么特点呢？肺气虚的病人最大的特点就是不爱动、不想动，动了以后就觉得气短、乏力、没有精神。

首先，要养好肺，情绪要开朗，因为悲则伤肺。《红楼梦》里的林黛玉就是整日悲悲凄凄伤到肺才早逝的。

其次，肺与大肠相表里，大肠排便需要肺气相助。如果没有肺气向下通降的推动作用和布散津液的润滑作用，我们排便就很困难、费力，甚至便秘。相反，便秘的话，大肠经就不通，导致肺气堵塞不通，难以向下通降，使得气逆而上，出现咳嗽、气喘、胸闷等症。因此，通便顺畅、防止便秘、保持肺气宣通，是养肺的重要原则。

肺气不通，我们怎能坐以待毙？鼻唇沟处的迎香穴，大肠经正好经过，只要有规律地刺激，就可流通气血，疏通大肠经。

刺激迎香穴的方法是：并拢食、中、无名指，用指腹有节律地轻敲。早餐后10～15分钟，是大肠经最容易产生蠕动的时间，此时按上述方法做几分钟，可产生便意。便通则肺气亦通，整个人体的气机也会顺畅。

最后，治肺气虚，古方人参胡桃汤很管用，方用人参、胡桃仁、生姜。根据前方，我们变通一下，这样做起来就更方便了。方法是：取核桃30克、冰糖15克，炖半小时后服用，每天早晨服一次；也可用核桃仁1～2枚，生姜2片，一起放在嘴里细细嚼食，每天早晚各一次。

保养肝气

肝气虚的表现是精神萎靡不振，特别没有朝气与活力，而且两胁肋间也很不舒服。

中医讲肝为罢极之本，过度疲劳就容易引起肝气虚。因此，平常应尽量做到既不疲劳工作，也不疲劳运动。

“人卧则血归于肝”。定时上床休息既能保证良好的睡眠质量，又能养肝血。

肝主春，春天万物生发，宜养肝气。《黄帝内经》中说：“春三月，此谓发陈。天地俱生，万物以荣；夜卧早起，广步于庭……”这里所说的广步于庭，就是在庭院里散步。冬去春来，阳气生发，万木争荣，清晨早起散步，是保养肝气很有效的方法。

春日虽气温回升，但寒气未尽，所以早晨散步时大家要适当多穿衣，不要穿得太单薄了。另外，穿衣要求舒适，衣服太小、过紧或衣料太重，都会有碍散步行走。

散步时应该让全身自然放松，摒除杂念，做到心境清净。为了做到这一点，可适当活动肢体，有意识地调匀呼吸，把注意力集中到呼吸上来，然后从容迈步。

还有，散步时，步履要做到从容和缓，心里不慌，脚步不乱，每步的距离要差不多，犹如闲庭信步，轻松缓慢。这样有利于气血通达，百脉流通，内外协调。散步不拘形式，可快可慢，可多可少，宜酌情而定、量力而行。做到形劳而不倦，汗出而微见，气粗而无喘。散步时还可配合擦双手、捶打腰背、拍打全身等动作，更有助于宣畅郁滞，气血和通，春阳生发。

养生治病的根本是固护阳气

依据中医“气分阴阳”的观点，正气可分为阴气和阳气两部分。

《黄帝内经》中说：“阳气者，若天与日，失其所，则折寿而不彰。故天运当以日光明，是故阳因而上，卫外者也。”这句话的意思是说：阳气就好像天上的太阳一样，给大自然以光明和温暖。如果失去了它，万物便不得生存。人体若没有阳气，体内就失去了新陈代谢的活力，一片黑暗，这样，生命就要停止。这充分说明了人体的阳气，具有维持生命机能、保卫机体和抵御外邪的作用。

五脏之精气主持生命活动

中医认为，五脏主藏精气、主阴、主里。五脏是生化和储藏气血、津液、精气等精微物质，主持生命活动的主体。《黄帝内经》中明确指出：“阴者藏精而起亟也，阳者卫外而为固也。”这句话告诉我们：阴代表着物质的储藏，是阳气能量的来源；阳代表着机能活动，起着卫外而固守阴精的作用。

《难经》三十七难中指出：“邪在五脏，则阴脉不和，阴脉不和，则血留之，血留之则阴脉盛矣。阴气太盛，则阳气不得相营也。”这充分说明，五脏有了问题，阴阳气就会消损，导致人体抵抗力下降。

原来，人的生命全在“阳气”二字上做文章。只有固护阳气，才能百病不生。正是阳气的虚衰导致了疾病的嚣张，很多人的疾病久治不愈并非医药无用，而是因为他们自身的阳气没有激发出来。

五脏通过七窍和“天气”相通

人是一个小天地，天地间有什么，人体也有什么。天有九州（即冀、兖、青、徐、扬、荆、豫、幽、雍），人就有九窍（即二耳、二目、二鼻孔、一口、二阴）；天有五音（即宫、商、角、徵、羽），人有五脏；天有十二气，人有十二经脉。因此，《黄帝内经》中说：“天地之间，六合之内，其气九州，九窍，五脏，十二节，皆通乎天气。”意思是说，凡是天地间上下四方的万物都和天气是相通的。

那么，人体五脏之气和天气是怎么相通的呢？

中医经典著作《难经》三十七难上说：“肺气通于鼻，鼻和则知香臭矣；肝气通于目，目和则知黑白矣；脾气通于口，口和则知谷味矣；心气通于舌，舌和则知五味矣；肾气通于耳，耳和则知五音矣。”

中医认为，身体之“窍”（七窍/九窍）被视为“气”的“门户”与“通道”，它们内根于“五脏”，外联于天地之气。由此可见，保持“孔窍”的通畅，乃是养生的根本。

《难经》三十七难上指出：“五脏不和，则九窍不通。”五脏的精气分别通达于九窍，五脏不调和，精气对外就不能开放和发散，九窍就不通。九窍不通，五脏之气不能与天地之气进行能量交换，难以自我更新，正气就会受损。

五脏阳虚的表现

气虚了，如果不保养好就会发展为阳虚。气虚的表现是什么呢？没力气、没精神、懒得讲话、头昏、自汗、气弱、脉弱。阳虚表现为气虚加寒冷症状，所谓“阳虚则寒”，加上怕冷、身体发凉这些症状，就证明你出现阳虚了。五脏阳虚各有不同表现。

发生心阳虚，典型表现就是胸部发凉、心脏部位发凉、怕冷，而且稍微劳累一点就心慌、脸色发白、气短。

发生脾阳虚，典型表现是腹冷便溏，伴有拉肚子。所以小孩子可以不穿衣服，但是，小红肚兜得带上，这是为了保护脾胃不受寒。否则，小孩将来长大了，就可能会脾阳虚。

肝阳虚的表现为精神萎靡不振，没有生机，缺少活力，两肋发凉。因为肝气是主生发的，一旦肝阳虚，阳气就不能生发输布。阳气是生命的动力和源泉，阳气不足，人的精神面貌自然就差。

肺阳虚的最大特点就是气喘、背部发凉，所以动一下就气喘、气短，甚至咳嗽。

肾阳虚最典型的症状，就是没有精神，没有气力，最明显的是面色发黯，另外会伴有腰以下发凉。腰部是藏肾的地方，肾阳是生命的火种，肾阳虚了，火种减少了，火力减少了，所以下肢发凉。腰以下发凉最典型的一个伴随症状是小便多，夜尿尤其多。肾为五脏阳气之本，所以肾阳虚日久会导致全身五脏阳虚。

阳虚会导致多种疾病，所以，如果你出现了上面的这些症状，你要做到早发现、早治疗，不要让气虚发展到阳虚。

保养五脏之气要避寒就温，才能保证身体气机通畅、血脉调和。

扶护阳气的三个要诀

扶护阳气，最好做到三点。第一就是，我们要顺应自然，和天时相应。从冬天到春天，阳气开始生发，从春天到夏天，是阳气最多的时候，这叫做阳长阴消。那么，我们春夏就应该养阳，以借助天之阳气，养我们人之阳气，如此方可事半功倍。

那么，如何养阳气呢？

最重要的就是晒太阳，这应该说是不花一分钱的最简单最实用的方法。古人认为“火气之精者为日”。“火气”即阳气，充分说明日光是阳气的精华。为什么人在太阳底下走一圈，就会感觉到浑身的气非常足、精神旺呢？这是因为人体的阳气上来了，精神就足了。

中国人的养生经已经讲了几千年，许多人寻医问药，渴望得到祛病良方、神奇之法，其实都没有，也并不神秘。再好的药，也比不上大自然的太阳。尤其是现代人都“娇贵得很”，要养得“白白嫩嫩”才好，一出来一把伞把阳光给遮得严严的，而且大家上班每天坐在办公室里，很少有机会晒到温暖的太阳。

阳光，不仅养形、养肤，而且养神。养形，就是养骨头，这对老人来说非常重要。对于养肤来说，日光浴可以促进皮肤的新陈代谢，使皮肤红润健美，还可以使人体的皮脂和汗液的分泌增多，有利于保持皮肤润泽。对于养神来说，处于光亮中的人想事情正面积极，晒太阳有助于修炼宽广的心胸，久见风日，还可以使人耐寒热，不致发病。

那么，阳气在哪些地方、哪个时辰比较多？早上8点至

10点的时候，面向东方做深呼吸，阳气可以从鼻孔、毛孔及皮肤腠理进入人体。为了最大限度地吸收阳气，可将双手举起，将掌心对着日光。因为劳宫穴在手掌心，这样就可以使阳气通过劳宫穴进入人体内，对心肺也有很好的保护作用。《易经》中说："离为火，为日，为电。"所代表的方位为南方。因此如果住在高楼，可以在上午9点至11点（或14点至16点），面向南方打开窗户，让阳气进入室内，进到我们的身体。

春夏季，很多老人都有晨练的好习惯，因为"动则生阳"，多运动就可助养阳气。如果在晨练之后，再将手举过头顶，面向东方晒10分钟的太阳，提升阳气的效果就更明显了。

正午的时候，红日高照，我们移到户外庭院里，晒晒太阳即可，注意时间不要太长。在晒太阳的时候，我们要把帽子摘掉，这样我们沐浴阳光的时候，头顶的百会穴就把阳气吸进去了，对养脑很有益处。

傍晚的时候，晚霞升起，可以到户外去散步，边走边手握半拳叩击我们的命门穴。命门穴在肚脐眼的背面，当后正中线上，指压时，有强烈的压痛感。17点至19点，正好是肾经当令，我们可以在肾值班的时候，把太阳的最后一点阳气吸收到肾里面，以补充我们一天下来逐渐减少的阳气。

另外，古人晒太阳，为何喜"负暄"（寒日晒太阳取暖）呢？这里与"负暄思献"这个典故有关。

战国时期的文献《列子·杨朱》里记载：宋国有个贫寒的乡野田夫，冬无暖裘，以乱麻为絮的布衣过冬，又没有御寒的住房，但经常“自曝于日”，十分善于通过晒太阳取暖，还念念不忘把自己晒太阳的心得作为妙法告诉君王。

“负暄思献”反映出的阳光与健康的关系，虽然是最原始、最朴素、最基本的道理，却是千真万确的科学。用现代的话讲，它就是非常时髦的“日光浴”。

从中医的角度来讲，“腹为阴，背为阳”，因此晒后背能起到补阳气的作用。并且清朝医家指出，“背为阳，心肺主之”，背部有很多重要的穴位，晒后背还能疏通背部经络，对心肺大有裨益。

春天晒晒后背，能祛除脾胃寒气，有助于改善消化功能，还能治疗阳气虚弱造成的手脚冰凉。对于有肺炎、哮喘、气管炎以及有高血压和心脑血管病等各种慢性病的中老年人来说，冬日无风时，阳光晒背而坐，让阳气途经肩背的穴位输送到人体，易逼出体内寒气，使人健康。

最后，保养阳气还有一个重要的方面是要调整我们的心态。中医认为，喜、怒、思、忧（悲）、恐（惊）分别对应着我们的心、肝、脾、肺、肾。七情也分阴阳，喜就属于阳，我们高兴、快乐，它就能助长阳气；悲是属于阴的，我们悲伤、抑郁，就会损耗我们的阳气。当人喜乐、高兴的时候，阳气就会充分，我们就会感到精神愉快，全身舒畅。因为它能促使气血流畅，通调营卫，所以适度喜乐有益身心，我们要把快乐带回家。

五脏病变可通调魄门

魄门，指肛门，为大肠的下端。为什么取魄门这个名字呢？原因有两个：一是因为肺藏魄，肺又与大肠相表里，所以称为魄门；二是“魄”通“粕”，即糟粕，魄门是传送糟粕之门，所以说是魄门。

魄门启闭正常则代谢正常

《黄帝内经》中指出：“魄门亦为五脏使。”“使”是使唤、命令之意。“魄门亦为五脏使”，是指魄门的启闭功能受五脏所统摄，脏腑功能正常，升降有序则随着魄门的启闭而升清降浊。

可见，魄门要听五脏的话。中医认为，五脏藏而不泻，五脏化生了精气，而且将五脏的精气藏守于内，越充满越好；六腑泻而不藏，六腑都必须适时排空其内容物，才能保持六腑通畅，功能协调，故有“六腑以通为用，以降为顺”之说。

由此说来，五脏六腑的升降及“藏”“泻”功能完好，魄门则启闭正常，人体才能够“储藏精气、排除糟粕”，保障人体代谢正常运行。

五脏与魄门的关系

● 心与魄门

心主神志，为五脏六腑之大主，心神正常则魄门启闭正常，糟粕按时而下；心神失常，如昏厥患者，魄门失去心神调控，二便就不正常，易失禁或秘结。

肺与魄门

肺与大肠相表里，魄门与肺的关系最大。肺主气，具有宣发肃降之职，大肠的传导气化与魄门的启闭排便，依赖肺气的推动及宣降作用。

肺气充足，把津液运到大肠，则大肠气化有力，魄门启闭正常；若肺气亏虚，大肠就气化无力，传导缓慢，魄门开启无力，便秘就出现了；若肺气壅滞，易使大肠气滞，也会导致便秘。

脾胃与魄门

脾主运化，胃主受纳，脾胃可以将饮食水谷化为水谷精微，并将精微布散至全身，大肠的传导功能有赖于气血的充养及津液的滋润。因此，魄门的启闭功能依赖于脾气的升提与胃气的通降。脾胃功能正常，则大肠传导、魄门启闭正常；若脾胃功能失常，则大肠传导功能失常，导致魄门开启失常。中虚脾阳、清气下陷则魄门失守而泄泻，所以《黄帝内经》中说，“中气不足，溲便为之变”。

肝与魄门

肝主疏泄，能调畅气机，促进气机的升降出入，调节大肠的传导与魄门的开启。若肝失疏泄，气机就不通畅，进而影响大肠的传导，导致大便溏泄；若肝气郁结，气滞不畅，大肠传导无力，就会造成大便秘结。所以，李梴在《医学入门》中指出：“肝与大肠相通，肝病宜疏通大肠，大肠病宜平肝。”

● 肾与魄门

肾开窍于二阴，主司二便。大肠的传导功能依赖于肾阳的温煦、气化及肾阴的滋润、濡养，魄门的开启还有赖于肾气固摄作用。如果肾阳亏虚，或肾气不足，固摄无力，就会出现腹泻便溏；如果肾阴亏虚、肠道失润，或肾阳不足、推动无力，就会造成大便秘结。

综上所述，“魄门亦为五脏使”，魄门的开闭、大便的排泄依赖于心神的主宰、肺气的宣降、脾气的升提、胃气的通降、肝气的调达以及肾气的固摄。这一理论对疾病的诊断与治疗都非常重要。

从魄门察病

《黄帝内经》中指出：“凡治病必察其下，适其脉，观其志意，与其病也。”强调在治疗疾病时，必须注意观察患者二便的变化，通过二便的变化，判断疾病的虚实，推测病情的吉凶。

所以，中医有事没事都会问二便（大小便），这是何意呢？其实，问大便可以知道脾胃如何。比如脾胃气血旺盛的话，大便是成形的，而且是很粗的，因此小孩、年轻人的大便和老人的大便是不一样的。年轻时，气血旺，五脏强，大便又粗、又大、又长；可是年老体弱了，五脏虚损，大便都拉得特别细。因此，脾胃气血旺盛的话，大便排泄功能就比较好。

此外，肛门的松紧厚薄，为脏腑精气盛衰（尤为脾肾盛衰）的外露，肛门紧而厚实，象征脏气坚实；肛门松弛而薄提示内脏虚，肛门下脱更为中气下陷之兆。

值得注意的是，肛门皮肤的异常，常为下消化道肿瘤的警报，如肛门皮肤出现蕈状或棘状赘生物，或瘙痒、顽固湿疹等往往为直肠肿瘤的先兆。

五脏病变，通调魄门

魄门启闭功能失常会影响脏腑气机升降，出现便秘或腹泻，甚至引起五脏病变，治可通调魄门。因此，在疾病的治疗中，魄门病变可调理五脏；五脏病变，也可通调魄门。

魄门不仅有“泻”的功能，还有藏的作用，《黄帝内经》中说，“水谷不得久藏”，表明魄门有一定藏的作用。更确切地来说“一泻一藏”就是“一开一闭”，肛门的运用在于“一开一闭”的贯通中，此为“通”也，就是说“气”通了。

何谓“开”呢？卯时（早晨5~7点）是大肠经当令，这个时候天基本上亮了，天门开了。那么相对而言，地户也要开。地户在中医里就是指魄门，门者，口户也，魄门就是肛门。地户要开即是肛门要“泻”，应该正常地排便，把垃圾毒素排出来。因此要养成早上定时排便的习惯。

肛门这个地方，不仅有气的变化，而且气一足还能化成精。如果这个地方一开放，精气就要跑出来了，精气往外跑，生命就没有能量，就有损于健康、有阻于长寿，所以要“闭地户”，但关键不是“闭”，而是要往上“提”。把肛门往上提，精就不容易跑了。因此，养生学中很重视“气道内提”，收提肛门以保元真之气内藏。这么说来，吃泻药治疗便秘的方法很不好，因为它消耗了人体很多的元气。同样，排便不畅，不应该攥拳用力使劲，而应升提一口气。

中国古代长寿秘方《养生十六宜》中就提到“谷道宜常提”（谷道指肛门），孙思邈也提出“谷道宜常撮”（撮，即提缩）。意思都是说，经常随呼吸做提肛运动，有利于体内气机的升降，以畅通气血，强身健体。

提肛在坐、卧、行中均可进行。具体方法是：全身放松，思想集中，将臀部和大腿夹紧，吸气收腹，意念集中于会阴部，迅速用力上提肛门和会阴部，肛门紧缩，停顿2～3秒，然后随呼气慢慢放松肛门。一提一松为一次，反复10～15次，每天做2～3次。

经常提肛门有助于升提阳气、通经活络、温煦五脏而延年益寿，并能防治脱肛、痔疮、阳痿、早泄、尿失禁、尿频等疾病，同时对防治冠心病、高血压、下肢静脉曲张等慢性疾病有显著效果。常提肛门还可以利尿通淋，保护前列腺；还能够强壮会阴，提高“性”趣。

比如说，如今久坐不动的上班族大有人在，久坐会使臀部长期受压，肯定会造成气机不畅、血脉瘀滞。血脉瘀滞造成的危害很大，能引起肌肉酸痛、僵硬、萎缩，痔疮，前列腺炎，盆腔炎等。

有位员工由于久坐先后患上脱肛和痔疮，十分痛苦。他用了很多方法来治疗，吃过很多药，注射过硬化剂，做过电疗，但始终不能根治。一个很偶然的机会，他出差遇到一位德高望重的老中医，倒出一肚子苦水。老中医耐心倾听，细问一番后，教他的方法就是“常提肛”，且嘱咐他说，“每天提肛不能少于2次，每次不能少于9下，否则没有效果，更谈不上治病了。同时多吃山芋、胡萝卜、水果等，多喝水，忌食辛辣油炸之物，以保持肠道润滑”。他坚持练习提肛一段时间后，病情大有好转。而后还将此法推荐给同事和亲朋好友，大家都说其效颇佳，很受欢迎。

还有位经理，他的日子可谓风光。别墅住着，宝马开着，白天就在老板椅中坐着，所有的工作全是决策性脑力劳动，要说体力运动，只剩床笫之间的事了。但最近，他发现自己“那方面”不行了，他的性器官就像机器缺油一样暂时“生锈”了，经常发生动作不灵的“事故”，出现临阵慌乱、力不从心的情况。

他这是太安逸了，是坐出来的病。久坐伤肉啊！长期久坐会造成阴部充血，引发前列腺炎。特别是坐在汽车的软椅上，臀部深陷其中，阴囊受挤压，使静脉回流不畅，阴部血液的微循环受阻，长期如此会造成性功能减退，导致性功能障碍。加上商务人士难免在外喝酒应酬，这更会加重前列腺的负担，诱发前列腺疾病。

后来他练习提肛，每天在办公室休息时，开车遇红灯时，晚上在家看电视时都照法而行。就这样坚持做了几个月，他的性生活变得美满而和谐，找回了信心和尊严！

莫让久坐伤了你的“下半身”

《黄帝内经》中说“久坐伤肉”。坐着虽然舒服，但是久坐不动，人体上半身的重量全压在下半身，位于会阴部的前列腺深受“重压”之害，容易导致前列腺血液循环不好，造成前列腺慢性充血，进而引发前列腺炎。久坐还对全身各器官产生伤害，如损心、损筋、伤骨、伤脾胃、伤颈等。

因此，除了提肛之外，久坐族保养“下半身”的方法就是平时多活动、多走路，多拍打腰部和臀部，及时疏通气血。其法如下：

1. 坐40分钟到1个小时，就应该站起来伸伸腰、踢踢腿，或者两手背在身后交叉握住，适当拍打腰部肌肉。也可以多拍打臀部：站立，弯腰45°，头微抬，眼望前方，全身放松，双手握空拳，从后面轻拍两侧臀部，每次200下。

2. 对于办公族来说，爬楼梯可说是锻炼臀部最简便有效的运动。利用中午吃饭时间，放弃电梯，爬爬楼梯即可。

3. 开车远游时，随着汽车的颠簸，睾丸受压更为严重。因此，连续驾车一段时间后应下车散散步，以活动全身，疏通经络。

"五行豆"强五脏，养足人体正气

现在世界很多发达国家都开始学习甚至风行"中国人的养生"。当美国的炸鸡和牛排吸引中国人的时候，中国的豆腐却被公认为理想食品而打入国际市场。这是为什么？因为中国人的养生，已有几千年的历史！西方只有短短的几百年，所以人家都在学中国，喝中国人的五色豆浆或者八宝粥。

正确吃五谷，强身体正气

中国自古认为，人吃五谷才能健康！古书《周礼》将"五谷"指定为黍、稷、豆、麦、稻五种粮食作物。

《史记》里有记载，大豆起源于中国，中国人吃豆有几千年的历史。现在，大豆更是膳食指南中规定的中国居民每天都该摄入的食物之一。中医认为：豆形如肾、如心，水为生命之源，豆水相融为豆腐。说明豆类食物属于五谷与水相融的食物，是四季皆宜的，具有平衡五脏的作用。

豆类包括大豆（青豆、黄豆、黑豆）和杂豆（红豆、绿豆、蚕豆、菜豆等），富含蛋白质，是维生素、矿物质和膳食纤维的优质来源，脂肪含量低，几乎不含胆固醇，可以防治冠心病、高血压、糖尿病等疾病。

我们平时所吃豆制品的原材料大多是黄豆，豆腐、豆浆的好处人人都知道，而五色豆对应身体五行的玄机却鲜有人知道。

黄豆健脾

说起黄豆，有这样一个小故事：作家三毛和荷西住在撒哈拉大沙漠时，邻居家的小姑娘大腿内侧长了一个红色的疖子，肿得如核桃般大小，那一块都鼓得发亮了。小女孩痛得躺在地上呻吟，父亲又不同意小女孩去西方人的医院。三毛给小女孩敷用消炎药膏，口服特效消炎药，都不见效。拖了三四天，实在没有办法了，只得采用土方：用黄豆捣成糨糊外敷患处，第二天，发现疖子变软了，敷了几天黄豆糨糊之后，小女孩居然完全好了，惊叹不已的荷西说：“你们中国人真是神奇！”

其实，在民间，把黄豆嚼碎涂于患处治疗疮痈，这是很多人都知道的。中国《神农本草经》早就有“大豆黄卷，味甘平……涂痈肿”的记载。其实，这一妙用只是中医宝库的“冰山一角”，黄豆的保健作用可大着呢！

黄豆素有“豆中之王”的美誉，具有高蛋白质、高膳食纤维、高钙、高钾等特点，可以保护心脑血管，能缓解更年期症状，防治癌症、骨质疏松等疾病。我们常吃的豆腐、豆浆、豆芽、腐竹、豆豉等这些都是黄豆制品。而营养专家也指出，整粒的黄豆不利于消化和吸收，其蛋白质吸收率大约是65%，而加工成豆腐或豆浆后蛋白质的吸收率可增高至92%～96%。

中国古代将豆腐叫小宰羊，其营养价值可以和羊肉媲美啊！中医认为，豆腐味甘性凉，归脾、胃、大肠经，具有益气和中、生津润燥、清热解毒的功效，可以治疗赤眼、消渴，解硫黄、烧酒毒等。

鲜豆浆被营养学家誉为“21世纪的营养保健液”，很多人喜欢每天喝1～2杯豆浆。豆浆有利于心血管健康，并有利于减肥。

多吃豆腐、多喝豆浆对女性保养很重要。许多中年女性出现了一系列更年期症状，如五心烦躁、面部潮红、皮肤及黏膜干燥等。可她们又不愿意服用激素类药物，那么就可以多吃豆腐，因为豆腐含有大量雌激素。很多更年期女性说她们每天吃一两块豆腐，潮红等症状有所减轻。青年女性常喝豆浆，则能减少面部青春痘、暗疮的发生，使皮肤白皙润泽，富有弹性。

不过，豆腐虽好，却也不宜每天都吃，更不要一次吃得过多。肾病患者、缺铁性贫血患者、痛风患者、动脉硬化患者等人群需要控制豆腐的食用量。另外，易出现腹泻、腹胀的人以及常出现遗精的肾亏患者不宜多吃豆腐。

虽然单吃黄豆营养不易吸收，吃炒黄豆易胀气，但我们也不会因此而放弃用黄豆炮制的美味佳肴，像用黄豆与玉米磨成粉、熬成粥，豆腐配海带、黄豆排骨汤、黄豆花生红枣羹、黄豆白术猪脚汤、鲜鱼豆腐汤等都是营养与美味兼具的佳肴。

比如广东人很喜欢煲汤，煲瘦肉粥或鱼汤时放上一把黄豆，味道清甜又补气，很适合体热但又脾虚受不起凉茶的人饮用。而且，黄豆有健脾利湿的功效，特别适合在易受湿气困扰的春夏天食用。

黄豆排骨汤可补脑，因此脑力工作者出现精神疲乏、四肢无力、记忆力下降等现象时，不妨经常喝点黄豆排骨汤。

黄豆排骨汤的做法很简单，只需黄豆100克、猪排骨250克，将砂锅中加水适量，大火煮沸，把黄豆（先用水浸泡2小时）、猪排骨放入锅内，加适量葱段、姜片，开锅后转小火煲2小时左右，加盐调味即可。

黄豆排骨汤还能补髓养阴、补血益智，脾弱气虚的人常食用对身体大有裨益。

黄豆健脾，脾是主统血的；红枣补中益气、养血安神；花生有止血效果。因此，黄豆花生红枣羹可治贫血。贫血属于中医血虚范畴，表现为面色苍白或萎黄，手足发麻，心悸、虚劳、眩晕等症状。

黄豆花生红枣羹的做法是：红枣（去核）250克，连衣花生250克，黄豆500克，加水后先以武火（大火）烧沸，转以文火（小火）慢慢熬至浓稠似胶时即可。

黄豆花生红枣羹的服法是：每天早晚取3～5匙，加热水冲开饮服，1剂约服1周，也可加大剂量，连续服用。在连服1～2个月后，可间歇1～2周再服。如果在熬制过程中加点蜂蜜，则口味、药效更好。

黑豆补肾

喂过马的人都知道，马的饲料里加点黑豆，马吃一冬天就能膘肥体壮。黑豆的作用可见一斑。

黑豆性平、味甘，归心、脾、肾经，具有调中下气、滋阴补肾、补血明目、利水消肿、乌须黑发等作用，可辅助治疗肾虚腰疼、腹胀水肿、自汗盗汗等。李时珍的《本草纲目》中记载：“久食好颜色，变白不老。”可见黑豆还有长肌肤、益颜色、健体延年之功效，久食能使肌肤细白。宋朝著名文学家苏东坡也曾记述，当时京城内外，少男少女都为了养颜美容而服食黑豆。

现代医学研究证实，黑豆中不饱和脂肪酸含量高，有降低胆固醇、软化血管、防止动脉硬化的作用。日本科学家做试验发现，让高血压患者饮用黑豆汁可显著降压，且对治疗糖尿病、白发、过敏症等都有一定疗效。用醋泡黑豆能使有效成分从黑豆中溶出，促使机体全面吸收。

醋泡黑豆做法很简单，首先准备一个平底锅，不放油直接放入黑豆，用中火炒5分钟左右，等黑豆皮迸开后，改为小火，再炒5分钟，注意不要炒煳了。将炒好的黑豆晾15分钟后，放入干净的容器中，然后加入陈醋，陈醋的量要以浸没黑豆为宜，盖好，浸泡2小时左右，陈醋被黑豆吸收，黑豆发胀后，就可以食用了。每次吃5～6粒，一天3次，细细嚼碎咽下。高血压患者如能将泡过豆的醋喝掉，效果更佳，注意不要一次喝太多。

醋泡黑豆不仅能乌发、降血压，而且对治疗慢性疲劳、视力下降、头晕目眩、寒证、肩膀酸痛、高胆固醇等也十分有效。上班族和老年人都可以经常吃。

醋泡黑豆做好后当天就可食用，放入冰箱可以保存半年，因而可每次多做一些。

中医认为，久病伤肾。生病后人的元气往往虚弱，此时用黑豆100克，水浸30分钟，加水适量，大火煮沸后小火煮40分钟，用少许盐或糖调味，分两次食用，早晚各一次。服用一个星期左右，人的气色会好很多。

除此之外，黑豆的食用方常见的有以下几种。

黑豆雪梨汤：黑豆30克，雪梨1～2个。将雪梨洗净切片，黑豆洗净，把二者放入锅中，加水适量，先用大火煮沸后，转小火炖至烂熟。每天食用两次，连用一个月，对由肺肾阴虚引起的须发早白、皮肤粗糙等症状有一定功效。

黑豆桂圆大枣汤：黑豆50克，大枣50克，桂圆肉15克，把三者洗净放入锅中，加水3碗同煎至1碗，分早晚两次服用，有健脾补肾、补心气、养阴血的作用。适用于血虚心悸、阴虚盗汗、肾虚腰酸、须发早白、脾虚足肿等症。

绿豆解毒

绿豆养肝，肝是人体最大的解毒器官。所以，绿豆叫做济世之谷，有解百毒之功。比如，绿豆能解酒毒、金石、砒霜、烟毒、煤毒、火毒、药毒、食毒以及暑毒、丹毒、疮毒等诸毒。

有一个医生，他的一个朋友在集市上买了一块猪肝，回家嫩炒猪肝，落锅即起，作为下酒菜，吃完之后却浑身哆嗦。这老兄赶紧打电话给医生，医生说："你是瘦肉精中毒了。"瘦肉精是一种治哮喘的药，叫盐酸克伦特罗。但美国人发现，这个药给猪吃了以后，可以多长肌肉。为什么呢？猪吃了一哆嗦，就不长脂肪，只长瘦肉了。这种物质，主要积存在猪肝里。所以，这老兄吃完之后也哆嗦上了。

医生说："好在你中毒不深，你赶紧熬一锅绿豆汤喝吧。"那位老兄手脚忙乱地熬了一大锅绿豆汤喝了，到晚上9点，腿不哆嗦了，10点，胳膊也不哆嗦了，第二天早上哪儿都不哆嗦了。所以我们每个人家里都要准备点绿豆，绿豆有非常好的解毒功效。

说起绿豆汤，很多人再熟悉不过了。夏日炎炎，暑气袭人，人们在劳动之余，汗流浃背之时，喝上一碗甘凉可口的绿豆汤，顿时会觉得汗清热解，浑身爽快。

不过，煮绿豆汤还是有很多窍门的。在夏天为了避暑，许多人误以为煮绿豆汤把绿豆煮得越稀烂，汤就越好。其实这并不科学。如果只为消暑，煮绿豆汤的时间不要太长，生绿豆加凉水煮沸，旺火再煮五六分钟即可。此时清汤利水，颜色碧绿，喝下去清暑的效果最好，喝时没必要把豆子一起吃进去。如果为了清热解毒，需要把绿豆汤熬至酥烂，吃豆喝汤。坚持食用，对热肿、热渴、热痢、痘毒、斑疹等疾患也有疗效。还有，煮绿豆汤最好用砂锅，不宜用铁锅。因为绿豆皮中的类黄酮和金属离子作用之后，可能形成颜色较深的复合物。煮绿豆汤的时候不能加碱。因为碱会严重破坏绿豆中富含的B族维生素。此外，最好不要喝冰镇的绿豆汤，否则会影响脾胃功能，造成脾胃失衡、腹泻。

绿豆有很多种服法可以治病。中医说，病于内必形于外，绿豆专门治疗热痒、火毒等症。绿豆、黄豆打成末，用薄荷滤水，调涂患处可治丹毒；夏季儿童易生疮疖痈肿，可经常喝些绿豆汤，并用醋调和绿豆粉外敷患处；现在很多老年人皮肤瘙痒，皮肤瘙痒可千万别乱用激素，喝绿豆汤，然后用绿豆汤擦患处皮肤就好了。

最后一点，千万不要在吃完药后立即吃绿豆，因为绿豆具有一定的解毒作用，会吸收一部分药性，减少药效。应该在服药1小时后再食用绿豆食品。

红小豆补虚补血

红小豆其貌不扬，地位和贡献均不如大豆，但用它治病，却有一番威力。自古以来，红小豆就被人们广泛食用。

中医认为，红小豆味甘性平，具有除热毒、消胀满、利尿、通乳、补血之功效，主治心肾脏器水肿、腮腺炎、痈肿脓血、乳汁不通等证。外敷治扭伤、血肿及热毒痈肿等病症。李时珍在《本草纲目》中说，红小豆能够“治产难，下胞衣，通乳汁。和鲤鱼、蠡鱼、鲫鱼、黄雌鸡煮食，并能利水消肿”。

有的女性身体很虚弱，尤其是血虚，有个四红方——红小豆、花生仁、红枣等份，适量加点红糖，放在砂锅里煮烂，搁在冰箱里冻上。每天早上拿一块儿用沸水一泡，吃下去，坚持下去疗效很好。治产妇乳汁不通时，可用适量红小豆加水煮汤，代茶喝，或者用红小豆加大米煮粥吃。

肝病患者，尤其是肝硬化患者，有一个食疗方特别好，就是鲫鱼或鲤鱼红豆汤。鲫鱼或鲤鱼里面含有非常高的支链氨基酸，有助于改善肝功能，而红小豆有滤水的功能，可以帮助肾脏来排水，还可以消除水肿。

大家都知道，我们体内的毒主要靠大小便来排出。尤其是肝脏的很多毒，还可以从尿里排出去。所以，鲫鱼或鲤鱼红豆汤是很有效的，而且方里有很多优质蛋白，可以补充肝脏营养。

吃豆糊可滋养五脏

“五行豆”的作用是显而易见的，但豆类不易消化，所以大家可以将“五行豆”打成粉煮成豆糊食用，特别适合胃口不好的老年人、儿童和孕妇食用，而且能一次吃到多种粗粮，对保证饮食多样化最有好处。老年人经常吃豆糊可滋养五脏、健体延年。在制作豆糊时，可以再加些各色米粉和芝麻、花生等果仁粉，营养会更全面。

此外，豆糊也很适合上班族。因为上班族压力大，太忙了没有时间精心调理自己的身体，而且很多人处于亚健康状态，每天吃点豆糊，让五脏得以安养，精力自然旺盛。豆糊除了煮熟外，还有一种吃法：将豆粉炒熟，用沸水冲着喝，非常符合上班族营养、保健、快捷的要求。

需要提醒的是，对糖尿病患者来说，同一种食物其粉状餐后血糖反应要高于颗粒状。因此，糖尿病患者不宜多吃豆糊。

神奇的六字诀：祛病延年的秘密武器

强五脏（心、肝、脾、肺、肾）是中医养生的瑰宝，只有调和脏腑才能血气旺盛。六字诀是一种吐纳法，它是中国南北朝时期梁代陶弘景提出的养生方法。它是通过“嘘、呵、呼、呬、吹、嘻”六个字的不同发音口型，唇齿喉舌的用力不同，以牵动不动的脏腑经络气血运行。可以减少心、肺、脾、肝、肾发病，可调节气血，平衡阴阳。

六字诀的练习顺序

关于六字诀的练习顺序，古人说法不一。总结起来，在练习六字诀过程中，若以治病为主要目的，应以五行相克的顺序练习：

呵—呬—嘘—呼—吹—嘻

若以养生为主要目的，则应按五行相生的顺序练习：

嘘—呵—呼—呬—吹—嘻

练习六字诀的提示

练六字诀的时候，大家一律采用顺腹式呼吸，先呼后吸，嘴呼鼻吸。吸气时鼓肚子，呼气时瘪肚子。呼气时吐字，同时提肛缩臀（收腹敛臀，二阴微提），重心自然后移至足跟（此为踵息法），注意不要有憋气感。吐尽吸气，吸气时，两唇轻合，舌抵上腭，全身放松，小腹部自然隆起，空气自然吸入。每个字读6次后调息一次，采用自然呼吸法。练习时配合导引动作，使动作的快慢与吐气的速度一致并受气的支配，练习时要“先出气，后无声”。

练习六字诀的方法

预备式：两脚开立，与肩同宽，头正颈直，含胸拔背，松腰松胯，双膝微屈，全身放松，双手放在齐胯处。

呼吸法：顺腹式呼吸，先呼后吸，呼气时读字，同时提肛缩臀，体重移至足跟。呼吸时一定要注意微微用意，做到吐唯细细，纳唯绵绵，有意无意，绵绵若存，不能用力，绝不可故意用力使腹部鼓胀或收缩。

调息：每个字读6遍后，调息一次，恢复自然。

嘘字功平肝气

嘘，读（xū）。口型为两唇微合，有横绷之力，舌尖向前并向内微缩，上下齿有微缝。练功时，两手相叠于丹田，男左手在下，女相反。两瞳着力，足大趾稍用力，提肛缩臀。接着呼气读“嘘”字（注意保持正确的口型）。吸气完后，再念“嘘”字，并连做6次。

嘘字功可以治目疾、肝肿大、胸胁胀闷、食欲不振、两目干涩、头目眩晕等症。

呵字功补心气

呵，读（kē）。口型为口半张，腮用力，舌抵下腭，舌边顶齿。念“呵”字时，两臂随吸气抬起至胸前，呼气时两臂由胸前向下按，气随手势之导引直入心经，沿心经运行，使中指与小指尖都有热胀之感。连做6次。

呵字功治心悸、心绞痛、失眠、健忘、盗汗、口舌糜烂、舌强语塞等心经疾患。

呼字功培脾气

呼，读（hū）。口型为撮口如管状，唇圆如筒，舌放平，向上微卷，用力前伸。右手高举，手心向上，左手心向下按的同时呼气。然后再换成左手高举，手心向上，右手心下按。呼气尽则闭口用鼻吸气，吸气尽稍休息做一个自然的短呼吸，再念“呼”字。连做6次。

呼字功治腹胀、腹泻、四肢疲乏、水肿等脾经疾患。

呬字功补肺气

呬，读（sī，与“嘶”同音）。口型为两唇微向后收，上下齿相对，舌尖微出，由齿缝向外发音。两手从小腹前抬起，逐渐转掌心向上，至两乳平，两臂外旋，翻转手心向外成立掌，指尖对喉，然后左右展臂宽胸推掌如鸟张翼。当呼气尽时，即闭口用鼻吸气，稍作休息，自然呼吸一次，再念“呬”字，连做6次。

呬字功对肺病咳嗽、喘息等症有一定疗效。

吹字功补肾气

吹，读（chuī）。口型为两唇向两侧拉开收紧，舌向里，微上翘，气由两边出。呼气读“吹”字，同时两臂撑圆如抱物状，两手指尖相对。身体下蹲，两臂随之下落，呼气尽时两手落于膝盖上部，吸气之时，横膈下降，小腹隆起。下蹲时要做到身体正直。呼气尽，随吸气之势缓慢站起，两臂自然下落垂于身体两侧。连做6次。

吹字功治腰膝酸软、遗精、子宫虚寒等肾经疾患。

嘻字功理三焦

嘻，读（xī）。口型为两唇微启，舌稍后缩，舌尖向下，有喜笑自得之貌。呼气念“嘻”字，同时，两手自体侧向上抬起，过腹至两乳平，两臂外旋翻转手心向外，并向头部托举，过头顶，两手心向上，指尖相对，一边托一边呼气，然后两手心再由面前顺势下降至丹田。重复6次。

嘻字功治由三焦不畅而引起的眩晕、耳鸣、喉痛、胸腹胀闷、小便不利等疾患。

适宜人群

适合中老年人，内脏病变者；精神病患者禁练。

练习强度

全套练习每个字做6次呼吸，早晚各练3遍，练习3个月后，治疗效果明显。也可以有针对性地练1个或2个字诀。

练习提醒

练功要循序渐进，持之以恒，不可急于求成，尤其是年老体弱者对动作幅度的大小、运动量的大小、呼吸的长短、练功次数的多少，都要注意因人而异、量力而行。练功结束，可以做一些简单的动作，如搓手、擦面，全身拍打及散步等，以促进气血流通，使恢复到正常状态。

注意事项

练功中，如出现虚汗淋漓、头晕等症状时，立刻停练。

音乐是调养五脏的“灵丹妙药”

古埃及是一个充满神秘色彩的地方，大家在电视、书中都可以看到墓穴里的壁画，其中就有音乐家的画像，音乐家代表着音乐，是为了抚慰死者的灵魂。还有巫师治病时、驱魔时总是唱着圣歌，音乐的作用就是这样充满神秘感。

北宋文学家欧阳修，因与人政见不和，遭到排挤，忧郁成疾，久治无效。后来，欧阳修辞官退休后，学习弹琴，陶醉在动听的琴声中，心旷神怡，忘却了政界钩心斗角的残酷、整日案牍的疲劳，疾病不治而愈。

关于音乐的神奇力量，如今已没有任何争论。中国古人更是伟大，是世界上最早用音乐来治病的，所谓“亦乐亦药，乐先药后”。

中药这个“药”字就是从音乐的“乐”而来，后加个草字头表示草本植物。元代名医朱丹溪曾经说过：“乐者，亦为药也。”

五音分属五脏

所谓五音，就是宫、商、角、徵、羽五种乐音。那么五音究竟是怎样的声音呢?

从发音的部位来分，喉音为宫，齿音为商，牙音为角，舌音为徵，唇音为羽。

从发音时的动作来分，古人概括为几句歌诀：欲知宫，舌居中；欲知商，开口张；欲知角，舌根缩；欲知徵，舌拒齿；欲知羽，口吻聚。

根据五行学说的生克理论，五音归属于五行：宫属土，商属金，角属木，徵属火，羽属水。然后再将五音分属五脏：宫音属脾，商音属肺，角音属肝，徵音属心，羽音属肾。这样的归类绝不是搞文字游戏，而是古人在长期医疗实践中的体会，某一音色对某个脏腑的疾病，可以产生某些觉察不到的影响。

举例来说：宫音属脾，宫音是洪亮豪壮的乐音，能使人欢欣鼓舞，奋发向上，从而起到胃开脾健、增进食欲的作用。羽音是一种婉转悠扬的乐音，能使人心境恬淡，怡然自得，对一些表现以肾虚为主的疾患，可以起到调节阴阳、扶持正气的作用。

调适五脏的“音乐处方”

有位女士因乳腺小叶增生导致乳房胀痛，前往中医院求诊后，医生特别给出一张“音乐处方”：建议回家聆听《绿岛小夜曲》，有助于减少疼痛。

这位女士很纳闷，别人进医院都是给开中药，我却给开音乐？医生解释说，小叶增生与心情不好有极大关系，舒缓情绪可降低疼痛感。

回去后，这位女士抱着试一试的心理，每当乳房疼痛时，她就躺下来听听音乐，渐渐地，感觉不到疼痛了，而且听一会儿音乐，自己的心情平静多了。心情一好，自己的病也很少发作了。

祖国医学的五音更是对五脏有调理作用，大家没事时，不妨听点音乐，既养神又养五脏，何乐而不为呢！

宫调式乐曲

宫调式乐曲的风格主要是悠扬沉静、温厚庄重，给人以浓重厚实的感觉。根据五音通五脏的理论，宫音入脾，对脾胃系统作用比较明显，可以促进消化，滋补气血，旺盛食欲，同时能够安定情绪，稳定神经系统。

宫调式代表曲目：《梅花三弄》《高山》《流水》《阳春》等。

商调式乐曲

商调式乐曲的风格铿锵有力，高亢悲壮，肃劲嘹亮。听商调音乐，可以增强机体抵抗疾病的能力。商音入肺，可以加强呼吸系统的机能，改善卫气不足的状况。

商调式代表曲目：《慨古吟》《长清》《白雪》等。

角调式乐曲

角调式乐曲悠扬，生机勃勃，象征春天万木皆绿。角音入肝，对诸如胁肋疼痛、胸闷、脘腹不适等肝郁不疏的诸多症状作用尤佳。

角调式代表曲目：《列子御风》《庄周梦蝶》等。

徵调式乐曲

徵调式乐曲风格欢快，轻松活泼，像火一样升腾，具有炎上的特性。徵调入心，对心血管功能具有促进作用，对血脉瘀阻的各种心血管疾病疗效显著。

徵调式代表曲目：《山居吟》《文王操》《樵歌》《渔歌》等。

羽调式乐曲

羽调式乐曲清幽柔和，哀婉，有如水之微澜。羽声入肾，故可以增强肾的功能，滋补肾精，有益于阴虚火旺、肾精亏损、心火亢盛而出现的各种症状，如耳鸣、失眠、多梦等。肾精有补髓生脑之功，故羽调式的音乐有益智健脑的作用。

羽调式代表曲目：《乌夜啼》《雉朝飞》等。

用音乐治病的事宜

值得注意的是，用音乐治病时应选择一个安静的环境，光线不宜过强，有较好的音乐播放设备。被治疗者采取坐、卧等舒适的姿势。音乐的音量应由小逐渐增强，恰到好处，声音太大、太小都不好。每次治疗时间不宜过长，一般来说，以30～40分钟为宜。另外，在耳痛、头痛剧烈、情绪极度激动的情况下，应暂时避免使用音乐治疗。

日常保健音乐处方有：

1. 解除忧郁的音乐：《春天来了》《步步高》《采花灯》《喜相逢》《悲痛圆舞曲》《匈牙利狂想曲》。

2. 振奋精神的音乐：《喜洋洋》《娱乐生平》《狂欢》《金蛇狂舞曲》。

3. 消除疲劳的音乐：《假日的海滩》《矫健的步伐》。

4. 舒心理气的音乐：《春风得意》《江南好》。

5. 镇静安神的音乐：《春江花月夜》《平沙落雁》《塞上曲》《小桃红》。

6. 宁心催眠的音乐：《二泉映月》《平湖秋月》《摇篮曲》《渔舟唱晚》。

第二章

养生首先要养心

养心气最有效的两招

现代社会的人40岁左右就猝死的事常有发生，是什么原因造成的呢？简单地说就是心气不够。很多人到了40岁以后，就觉得心气不足。心气不足有什么表现呢？就是话说多一点、稍微劳累一点，就觉得心慌，气不够用。心气不足则无力推动血液，心血不足则心失所养，日久则心脏容易发病。在人体当中，有三个脏器每时每刻都不能缺血，一个是大脑，一个是心，一个是肾，如果气血不足，则易发病。

午时小憩养精气神

午时（上午11～13点）为心经当令，正是阴阳交替之时。从子时起阳气开始升发，到午时阳气是最盛的时候，中医称之为“合阳”，阳气到达顶峰后，盛极必衰，也就慢慢开始衰落了，而阴气开始生发。动生阳，静生阴，所以午时宜静养、静卧或静坐30分钟，既可以生发阴气，又能保心气。即使没时间睡觉或者睡不着，闭一会儿眼睛，对身体也有好处。

中医认为“心者，君主之官也，神明出焉”。午时正是阴阳相交合的时候，正所谓“阴阳相搏谓之神”，此时小憩最能养精神。养好了精神，下午才有精力做事。

“合阳”之时，阳气盛，工作效率最高，全部拿来睡觉，太可惜了。所以，此时安排些比较耗神思考的工作效果较好。

午时心经最旺，有利于周身血液循环，心火生胃土有利于消化，这时最适合吃午饭。不过，老年人最好静坐或闭目休息一下再进餐，因为人心平气和，气机调顺了，胃口才好，消化才好。午餐应美食，所谓美食，不是指山珍海味，而是要求食物暖软，不要吃生冷坚硬的食物，也不要吃太油腻的东西。此外，还要注意最好多醋少盐，只吃七八分饱，过饱则会加重胃的消化负担。食后用茶漱口，涤去油腻，然后午休。

大家在午睡时，有几点是要注意的。

1. 很多人习惯吃完午饭就睡，这时胃刚被食物充满，大量的血液流向胃，血压下降，马上入睡会引起大脑供血不足。因此，吃过午饭后，宜先做些轻微活动如散步，然后再午睡。

2. 午睡时间并不是越长越好，一般30分钟即可，再长也不宜超过1个小时，否则必然会影响晚间睡眠，要么迟迟不能入睡，要么早醒。

3. 不要坐着或趴在桌上睡，这会减少头部供血，让人睡醒后出现头昏、眼花、乏力等大脑缺血缺氧的症状；若用手当枕头会使眼球受压，久而久之容易诱发眼病；趴在桌上会压迫胸部，影响血液循环和神经传导，使双臂、双手发麻、刺痛。最理想的午睡姿势应该是舒舒服服地躺下，最好是头高脚低、向右侧卧。

4. 天气再热，腹部一定要盖上毛毯或被子，也不要在有穿堂风或风口处午睡。因为人在睡眠时体温调节中枢功能减退，很容易受凉生病。现代人在夏季会长时间待在空调房里，这样也容易着凉。

5. 午睡醒来后，不宜马上站起身，应慢慢坐起来，活动活动，以流通气血、振奋精神。

戌时敲打心包经

中医认为，心为君主之官，心是不能受邪的。那么，总得有一个东西“代君受过”，这个东西就是心包。心包经起始于心脏的外围，走到腋下三寸处，再从腋下一直沿着手前臂的正中线，经过劳宫穴，到达中指。左右手臂各一条。

中医认为，心脏的病首先会表现在心包上。如果心包经出现问题，心脏自然也会出现问题。在中医里，心包经的病叫“心中憺憺大动”，就是感觉心慌或心脏“扑通、扑通”往外跳。

看来，心包经这个御前侍卫就是来保护心脏这个君主的。如果君主有了什么问题，我们是不能去打君主的，也就是不能直接去打我们的心脏，那会更加危害我们的身体。但是，我们可以去打侍卫，侍卫是替君主受过的。所以，我们就可以去敲打心包经。

现代人压力大，再加上油吃得多又不运动，使得血中胆固醇增多，胆固醇沉积、凝结，就会堵塞血管，诱发心脑血管疾病。而敲击或按揉心包经可使血液流动加快，使附着在血管壁上的胆固醇剥落，随后排出体外。

敲打心包经的方法很简单，找一个安静的地方坐下来，身心放松，呼吸均匀，先伸开双臂稍微活动一下，开始敲打心包经。首先用手指掐住腋下的一根大筋，然后可以拨动它，此处就是腋动脉的搏动处，腋窝的正中是极泉穴，当拨到这根大筋的时候，小指和无名指就会发麻。用手掐住极泉穴，并且感到手指发麻，就证明拨对位置了。如果每天睡前拨10遍，然后再用空拳拍打手前臂的中线，一点一点拍打过去，直到手腕部，最后到达手掌心的劳宫穴。这样敲打下去，就可以排除自己的郁闷，对身体非常有好处。手厥阴心包经走阴不走阳，阴为血，不容易动，所以把心包经打通了，阳经就能走通，气行则血行，气血畅通，心健体安。

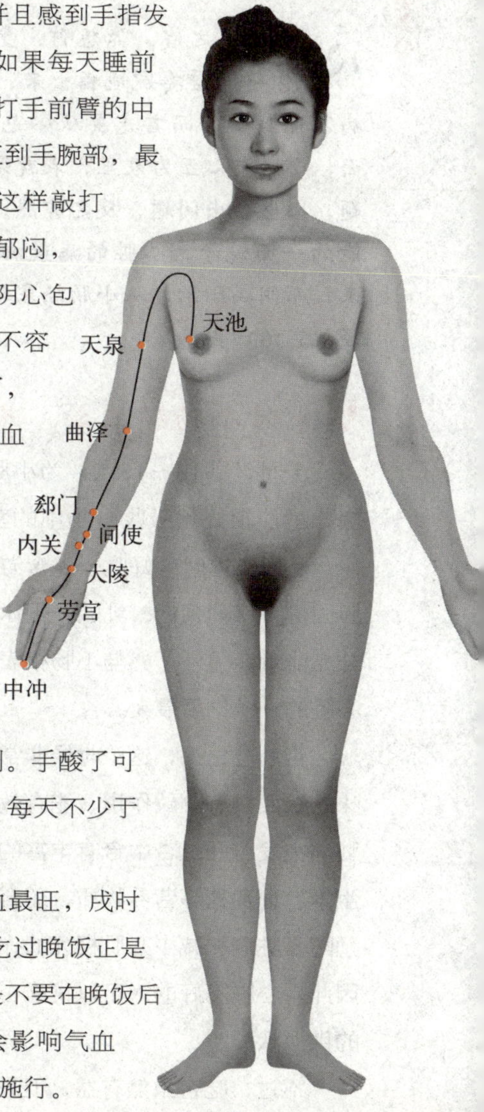

敲打心包经时，敲小臂有酸痛感，敲大臂有电击感，敲打的速度不要过快，力度可以稍大一点，敲到痛的点就要多按几下，还有两边都要敲到。手酸了可休息一会儿，然后接着做，每天不少于10分钟。

心包经在晚上戌时气血最旺，戌时就是19～21点，这段时间吃过晚饭正是应该促进消化的时候。但是不要在晚饭后立刻敲打心包经，那反倒会影响气血的运行，最好在饭后半小时施行。

防治心病须从“肠”计议

心为君主之官。你想啊，皇帝犯错误，你不能直言，你得间接委婉地指出来，想办法来纠正。同样，心病不能找心，而首先要从心包经和小肠经来治。另一方面，小肠与心互为表里，表就是阳，里就是阴。阴出了问题，阳也会出问题，反之亦然。因此，小肠经就像心脏功能的一面镜子，心脏的病最初往往会通过小肠经表现出来，而阴病阳治，从小肠经表现出来的心病也可以从小肠经把它治回去。

未时小肠经当令，养生需得法

未时，即13～15点，为小肠经当令。小肠经的气血旺盛，就能很好地吸收食物中的营养物质，以供五脏六腑所需。所以在这时最好吃一点含游离脂肪酸（可以降低血脂和胆固醇）、葡萄糖、乳酸、酮体和氨基酸的食物，以给心脏补充能量。另外，心与小肠相表里，此时补充营养物质，对心脏的补益作用最大。

杏为心之果，这个时候非常适合吃杏。杏味甘、酸，酸味的东西具有收敛作用，能有效阻止心气太过涣散，防止心脏病突发。而且杏中含有丰富的蛋白质、不饱和脂肪酸、维生素、葡萄糖等营养物质，还含有独特的类黄酮。类黄酮有预防心脏病和减少心肌梗死的作用，还有防癌抗癌的效果。因此，心脏不好的人可以常吃杏脯、杏干、杏仁来改善心肌的供血状况。

不过，吃杏虽然有益，但忌多食。杏具有强烈的酸性，多吃会使胃酸增多，引起消化不良和溃疡病。杏性温，多吃容易上火，因此热性体质的人不宜吃。另外，正在发烧或某器官正在发炎的人应尽量避免食用。

心和小肠相表里，心脏病在最初很可能会表现在小肠经上。有的患者每天下午2点多钟就会胸闷心慌，但到医院又查不出心脏有什么问题。因为小肠属阳，是外边。外边敏感的地方出了问题，那里边的心脏肯定也会出现问题。因此13～15点这段时间，若出现了一些病症要往心脏那里想，这都是很重要的。

在这里要提到一个问题，希望大家能注意，特别是久坐族，你回想一下，是不是经常感到肩背酸痛，甚至还出现手麻。发作时，首先是肩膀酸痛，然后是背痛，接着出现颈部的不适及手发麻。出现这些情况后，很多人会去推拿按摩一番。当时觉得好舒服，可过不了几天，不适的感觉又出现，这是什么原因呢？

因为这不单是颈、肩、背局部气血不畅的问题。小肠经起于小指，沿手背、上肢外侧后缘，过肘部，到肩关节后面，绕肩胛部，交肩上前行入缺盆（锁骨上窝），络于心，沿食管，穿过膈肌，到达胃部。你有没有发现，这些疼痛部位刚好在小肠经的循行路线上。

怎么会这样呢？这是因为心脏供血不足，造成小肠经气血虚弱引起的。有许多心绞痛患者，在心绞痛发作前会出现手臂疼痛的状况，就是这个原因。所以，你可以经常按摩小肠经的支正、小海、天宗、后溪等穴位，以此来增强心脏功能。

小肠经上的"养心"大穴

按摩支正穴

支正穴为小肠经络穴，络是联络的意思，就是说心脏和小肠全靠它来联络。支正穴位于前臂背面尺侧，腕背横纹上5寸处，这个穴位在肉和骨头的中间，骨缝里的痛点就是它。按摩支正穴的时候，可以采取揉、按、掐的手法，力度要适中，当支正穴出现酸痛感的时候就行了。按摩支正穴有安神定惊、清热通窍、舒筋活络的作用，可以治疗头痛、项强、肘挛、手指痛、热病、目眩等小肠经的一些病证。

弹拨小海穴

小海穴为小肠经合穴，是气血的汇合之处，故用"海"来命名。取穴时，伸臂屈肘，上臂与前臂约成90°；另一只手轻握肘尖，用大拇指的指腹垂直向两骨间触压揉按，有强烈酸胀感的地方就是。然后用手指尖在小海穴上来回弹拨，以有酸麻感并放射至手指时为宜，常拨动小海穴会增强心脏力量。而且长期按压此穴，对肘臂痛，肩、肱、肘、臂等部位的肌肉痉挛，以及尺神经痛、头痛、眼睑充血、四肢无力等病证，都具有良好的调理和保健功能。

按压天宗穴

用手指触摸肩胛骨（在肩膀背侧，左右皆有三角形的骨，即肩胛骨）的中央，应可感知骨变薄而形成的凹陷之处，压压看，若感到刺痛，即是天宗穴。人一紧张两肩就会绷紧，肩部紧张带来的就是脊椎紧张，这是本能反应。这时，就可以指压肩井穴（位于脖子根部与肩头连接线的正中央，乳头正上方与肩线交接处，一压肩井穴，就会有压痛感）和天宗穴，促进气血流通，肩上的血液循环会变好，硬邦邦的肩膀也会逐渐放松。

按摩天宗穴的方法很简单，用大拇指按压这个穴位，产生酸、麻、胀感并传至手指，如此持续数秒即可。天宗穴具有祛风除湿、舒经通络、活血止痛的功能，可防治肩肘臂痛、心血管、肺部疾病、乳腺问题，尤其是肩膀的酸痛扩及背部时，指压天宗穴即可见效。

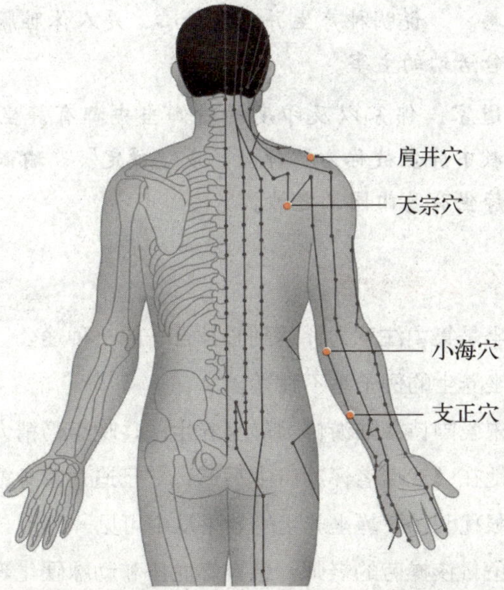

戌时静坐：保管好自己的“元神”

中医学典籍《黄帝内经》里说：“失神者死，得神者生。”可见，神的得失关系到生命的存亡。而狭义的神，只是指人的精神活动。

《黄帝内经》中指出：“静则神藏。”静坐是一种非常简单的养神方法，只需放松身体闭目静坐即可。静坐可澄心，符合祖国医学“心定则气和顺，气和顺则血脉畅，精气内充，正气强盛，强身祛病”的观念。

“静坐养神”的神是什么？是“元神”。现代心理学认为，元神是大脑皮层调节功能的总括。

真要提升“元神”还得从养神开始，必须从“心”上下功夫。因为《黄帝内经》里说：“心者，君主之官也，神明出焉。”说明神产生并总统于心，是人体脏腑组织等一切生命活动的主宰。

在道家、佛家以及印度的瑜伽当中都有静坐修炼方式，佛教中静坐被称为“禅坐”或“禅定”，瑜伽中的冥想也与静坐有异曲同工之妙。

为什么要静坐

静坐是集中注意力、达到心神合一的一种途径。古今中外，静坐养生的例子举不胜举。

南宋爱国诗人陆游修习静坐养生法，晚年仍精力过人。他高兴地在《戏遣老怀》诗中写道：“已迫九龄身愈健，熟观万卷眼犹明。”静坐养生的效果从中可见一斑。

有位日夜操劳的老师，患有高血压和动脉硬化等多种疾病，他从40多岁起被告知，随时可能发生中风。退休后，这位老师开始练习静坐冥想，没过几个月，就感到身心轻松，气色越来越好。现在，他一旦发觉自己有可能心烦气躁、血压波动，就会立即告诉自己没有必要那么紧张，然后深呼吸让心平静下来。

在美国哈佛大学的医学院里，医生除了给病人用药外，还经常教他们如何盘腿打坐，以平和心境。在日本，也有许多年轻女性到寺庙中盘腿打坐，以消除工作的压力和烦恼。

静坐的好处，简单概括来说，有三个方面。

其一，静坐益养心。现代人压力大，患心病的人不断增加。我们平时往往只注意身病，却忽视心病，其实大部分疾病是由心虚气弱造成，心虚气弱都是因为忧思惊怒、心烦意乱所致。中医认为心乱气短、胆惊肝旺、气血耗损，这样六邪（风、寒、暑、湿、燥、火）就乘虚而入。而练习静坐，可使我们散乱的心念归于凝定，心定则气和，气和则血畅，所以静坐不仅可以治病，还可以修身养性，延缓衰老。

其二，静坐益通气血。一个人的生命延续最根本的是气血流畅的新陈代谢。练习静坐，能镇静大脑的活动，尤其是周围神经系统的活动，而周围神经系统有控制新陈代谢，平衡血压、呼吸和心率的作用。因此，静坐可以治疗身心疾病，如高血压、心脏病、偏头痛等。通过静坐练气，使气血调和流畅，从而平衡阴阳，祛病延年。同时使人脸色红润，起到美容效果。

其三，静坐益心智。佛教认为，戒而修定，定能生慧。看过《聪明的一休》的人都知道，每当遇到困难时，一休就会盘坐思考，用他的聪明机智解决无数的难题。我们常说一个人要专心、冷静地思考问题，因为一个人心思乱了，就会马虎大意；内心有愤怒，就会失去理智。心理变化还直接影响到生理反应，如头痛、心痛、胃痛、神经痛等，还导致食欲不振、精神紊乱。

静坐可以使内心归于平静，气血平和，达到精力集中。而且由于精力集中产生阳和之气，灌注于病痛之处，可达到医治疾病、减缓疼痛的效果。

静坐的方法

下面就为大家推荐一种静坐功——盘足坐法，这是佛教修习禅定的方法，此法最受现代人欢迎，方法如下：

首先，放好软硬适中的坐垫。开始练功时，双腿可单盘（将左脚扳上来，压在右股下；再将右脚扳上来，压在左股上。单盘时双腿可以交替盘坐），待适应后，改为双盘（将右脚扳上来，压在左股上，再将左脚扳上来，压在右股上，使两脚掌都朝上）。

其次，脊背自然直立。然后将左右两手放于脐下三寸丹田之前，两手心向上，男右手背平放于左手掌上，女左手背平放于右手掌上，两个大拇指轻轻相抵。与此同时，左右两肩稍稍张开，不可沉肩塌背；头要正，下颌微微内收。

双目微闭，舌抵上腭，意守丹田（指有意识地诱导思想专注于丹田，使人精神集中、呼吸自然），犹如婴儿酣睡状，随之便可进入静坐状态。

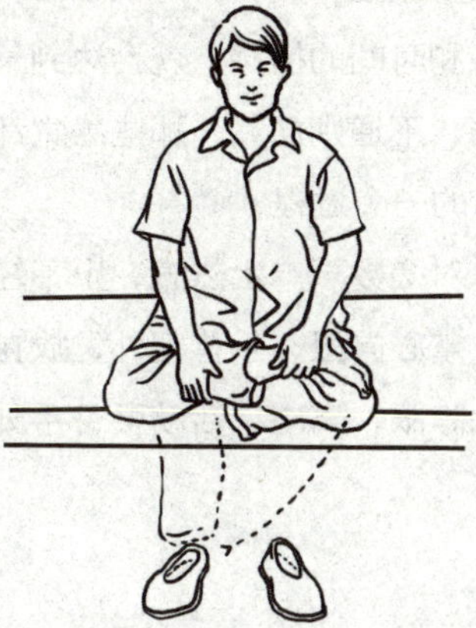

单盘坐

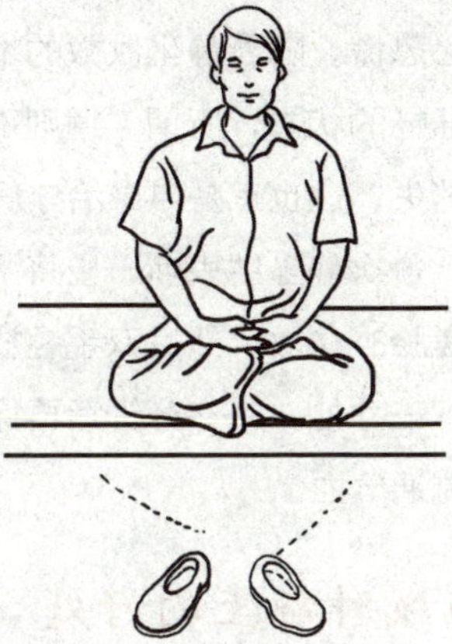

双盘坐

（静坐法具有舒缓压力、促进睡眠、增强记忆力的效果，适用于体质较弱或患有各种慢性疾病的老人练习，尤其对神经衰弱、高血压、冠心病、慢性疼痛、消化道疾病疗效明显。）

要想让静坐养生的效果好，还需注意以下几个方面：静坐宜选择安静、空气流通、光线柔和的地方；静坐时应着装宽松，摘下手表、眼镜、饰物等，以便于全身的气血贯通；静坐时呼吸自然，做到呼长而缓，吸短而促，求自然，不用劲；初练者往往不能很快入静，可以在盘坐好后，口中默念“松”字，念时音要拖长，三遍即可，同时，在意念上也要暗示自己从头到脚全身放松，且面带微笑；初习静坐每次10～20分钟即可，以后可逐渐延长。

值得注意的是，在最初静坐的一段时间里，身体的不同部位通常会出现不同程度的冷、热、酸、麻、胀、痒、痛等感觉，其中腿部和背部的感觉最为明显。其实，这很正常，不必恐慌。随着静坐次数的增多和时间的推移，就会达到气血通畅的状态，所谓“通则不痛，不通则痛”，那些感觉都可消失，这也正是自身治疗病痛的一个过程。

每次静坐结束前，应将两掌对搓数下产生热感，上下轻轻搓脸3～6次，然后双手叠放，掌心向里，手背朝外，放在脐下三寸处，3～5分钟后再徐徐睁眼，离座，活动腰身手脚以流通气血。

戌时静坐的好处

戌时，即19～21点：轻微活动后安眠，睡时宜右侧卧，“睡如弓”，先睡心，后睡眠。戌时是心包经当令，心包是保护心肌正常工作的器官。心包经主喜乐，所以吃完晚饭后人应该去娱乐一下，在21点时应准备入睡。

古人提倡：先睡心，后睡眠，即睡前什么都不想，自然入睡。这就告诉人们：上床后不要急于躺下，在光线较暗的地方静坐10～20分钟，使身体逐渐入静。静则生阴，阴气盛则寐矣。因此，古人非常重视睡前的静坐功，以此促进睡眠。南宋理学家蔡元定说“先睡心，后睡眼”；《外经微言》上更提到“心为君火……心静则火息”；《徐氏笔精》记载陆容“睡诀”云：“能息心，自瞑目。”这些说的都是睡前先通过静心来睡心，心不睡或不静的人是无法入眠的。因为失眠起于“心”，许多人一开始睡不着觉是因为精神压力大、思虑过重。所以睡前做静坐功，可以帮助你的脑细胞达到“入静”状态，最终让人产生浓浓的睡意。

精神内守是养生治病的根本

有一位颇有名气的医生说："这几天接到好几位癌症患者家属的咨询电话，问如何帮助家人恢复健康。我也很同情、理解他们万分焦急与无奈的心情，可是，疾病的调理是一个很复杂的工程，是需要多方面资源来配合的，缺一不可。难调理的不是患者的身体，而是患者的思想和精神，以及患者家庭的生活环境。"

还有些人一说肝病，就马上联想到肝硬化、肝癌，从而产生极大的恐惧感。而且医院往往对其过度治疗，增加了肝脏负担，这样难免会加重病情。事实上，肝脏有很强的自我修复能力，因此要注意减轻肝脏负担，少吃药，注意调适心态，随时保持乐观的心境，这才是治疗的关键。

因此，你如果在养生治病的过程中做到"身神同补"，那效果会很神奇。

精神内守，病安从来

《黄帝内经》上说："恬淡虚无，真气从之；精神内守，病安从来。""恬淡虚无"是指心胸开阔，将一切都看得很淡，不斤斤计较，这样一来，体内的精、气、神就会顺畅地运行；"精神内守"是指人心无杂念，不受物质世界的诱惑，达到这种境界，又怎么会生病呢？

《黄帝内经》告诉人们："以恬愉为务，以自得为功。"恬，安静也；愉，即愉快、乐观、开朗；务，任务。人若能充分利用喜乐这种良性情绪和心态，对气血的调和畅达是很有好处的，是有助于祛病延年的。

生活中，很多人喜欢与别人攀比，要知道“人比人气死人”。攀比，必然使人产生无尽的烦恼，烦恼缠身，又必然吃不下饭，睡不香觉，久而久之，疾病走进人体。如此则谈何健康长寿？

给大家开一个心灵处方：要保持心情愉快、精神安定，要知足而乐、自得其乐、大肚能容、笑口常开，不要攀比、忧患得失、小肚鸡肠、愁眉苦脸。真正做到这一点，自身抵抗力强了，免疫力提高了，病邪也不易入侵了。

事若知足心常乐

漫漫人生路，谁的人生一帆风顺？所谓“人生不如意事常八九”，加上生活的重担和紧张的工作，“心”这个君主之官，受到各种各样的冲击，会形成“主不明”之状态而引发“十二官危”，从而产生各种各样的疾病。

古人云“仁者寿”“乐者寿”，“事若知足心常乐，人能无求品自高”。若能在逆境中保持乐观向上的情绪，保持从容平和的心态，做到“事大事小，过去就了”，对身心健康自然会有好处。

“事在人为莫道万般皆是命，境由心造退后一步自然宽”。很多人在气头上都爱说“没有过不去的坎”，但真正遇到具体事情时，却又是毫厘不让，寸土必争。常常为一些鸡毛蒜皮的小事，闹得天翻地覆，甚至一气之下，就此“驾鹤西去”。

与此相反，《红楼梦》中的贾母胸怀宽广。贾母之所以能在那个“人生七十古来稀”的年代活到83岁，与她心宽神宁、豁达仁厚、乐观开朗的心境是分不开的。她虽年高，却爱看戏，一副“老小孩”的性格，常与儿孙们猜灯谜取乐，和晚辈、下人打成一片。用今天的话说，就是能做孩子们的好朋友。她对周围的人慈祥宽厚、和蔼可亲，深得晚辈们的拥戴和孝敬。

带病可延年

中国老年人口日益增多，许多人都有三五种病，每天都要吃多种药，生活在恐惧和不安之中，这是比疾病更严重的“心病”。“带病可延年”——建立起信心，以一种积极健康的心态来对待疾病，从而改善机体的抗病状态。

治病中，有的患者对医生没有信心了。医生如果年轻，则怕他经验不丰富；医生年纪大一些，又怕他治病方法太传统。稍有知识的患者，甚至怀疑医学，认为西医头痛医头脚痛医脚，治标不治本，病情容易复发，药物毒副作用大；让他用中医治吧，他又说中医不可理喻，学之者如牛毛，成之者如麟角，良医难遇，神医难求……这种人本身就思虑过多，何来健康的身体。

大家在电影上经常看到，巫师会用巫术治病，在治病仪式的最后，他会喷出一口鲜血，血里还夹杂着几片羽毛，表示病魔被他咬死了，患者于是就好了。经过巫师这种仪式治好的患者，还为数不少。

这是怎么回事呢？莫非巫师真有“神奇魔法”？

欧洲有一位人类学家为了研究巫术，亲自深入蛮族，跟巫师学习。

这位人类学家发现，巫师并没有什么神奇魔法，把病魔咬得连毛带血，他只是预先含了几片羽毛在嘴里，然后他忍痛咬破了自己的舌头。巫师治病无非是通过巫术激起患者的信心，获得与疾病斗争的力量，使病自愈。

我们不能小看这个“信”字，往往只要有一个“信”在，很多病就能自愈。

养神需静守

神藏于心，精神奕奕是身心健康的反映。然而神不是天生就有的。静养心，修养人的精神心理，要在静守中去体验，才能精神“内守”。《素问·上古天真论》上说：“提挈天地，把握阴阳，呼吸精气，独立守神，肌肉若一，故能寿敝天地，无有终时。”这在今天来讲，就是修炼静功，调心、入静，或静坐，或站桩，一心体会体内气血运行的变化。久而久之，则真气充沛，五脏安和，形神健旺，自会健康长寿。

站桩功就是“独立守神”的静养。简单的站桩方法是：两脚开立与肩同宽，两膝微屈，腰要直，胸要平，两手上抬环抱于两肩前，手心朝内，手指自然分开，微曲，略高于肩，两手相距约一尺，两肘略低于肩，呈抱球状。两目微闭，舌抵上腭，自然呼吸，排除杂念。全身放松，空胸实腹，如同抱气球，意守下丹田，要想象气从胸部下沉到丹田，精神愉悦地站立。

“空胸实腹”又称“气沉丹田”。“空胸”是指两肩下松，微扣，胸部宽舒，气息通畅。“实腹”指意识引“气”

入丹田，“气”充实于腹内。“气沉丹田”，其实就是运用腹式呼吸，但不等同于腹式呼吸，是指在意念集中的情况下配合腹式呼吸，把意和气集中在丹田，丹田就像一个充满气体的皮球，会感到有一团热气会聚在里面。

站桩功主要是锻炼身心，让心态平和，令全身气血顺畅，内外一体，如此则“气血充和，万病不生”，“经络顺畅，何病之有”，达到有病者治病，无病者防病，强身健体，培植元气，增强力量，内健外强的效果。

练习站桩功可以治疗高血压、糖尿病、慢性肠胃炎、气管炎、肝炎、关节炎、前列腺炎、神经衰弱、头痛、失眠、月经病、骨质增生、腰肌劳损、四肢麻木、肥胖症、便秘、痔疮等常见疾病。

在练习过程中，会出现肌肉震颤、微疼、肢体酸麻、坠胀、周身温热、微微汗出等不适反应，这些都是正常现象，不必恐慌。这种情况的出现，多半是肌肉不够强健、气血欠通畅的表现。坚持练习10天左右，站桩后就会感到全身轻松愉快，各种不适感觉随之消失，渐渐体会到气血通畅，肌肉灵活，疲劳感减轻，随之还会出现流眼泪、打哈欠、打饱嗝、放屁、腹鸣等现象，这说明经络和气血壅塞消除了。

练习站桩功应以循序渐进为原则，最初不宜站立太久，以3～5分钟为好，以后可逐渐增加到10～20分钟。熟练后可根据个人体质强弱和病情不同，逐渐延长时间。

心累是最大的劳累，防心劳四字诀

常听身边有人抱怨："哎，活得真累！"曾有一项专业调查显示：有61%的白领经常感到"心累"，他们的压力主要来自工作，其次为情感压力，最后是生活压力。一个人最大的劳累莫过于心累。

《黄帝内经》中说："心者，五脏六腑之大主也，精神之所舍也。"精神，是指人的意识、思维活动和一般的心理状态。但人有"七情"，是正常的情绪变化，一般是不会损害健康的。但是剧烈、长期的精神刺激，使情绪反应过于强烈或持久，就会引起心神的过度活动，导致疾病潜伏人体，这就叫"心劳"。防"心劳"关键要学会调摄，可采用平、松、正、专四字诀。

平衡七情

平是平衡、平和之意。"平"首先要做到"心平"，"心平"才能"气和"。"心平"就是心理平衡，只有心理平衡，才能保证气血流畅、阴阳平衡，人体才能健康。

中医讲"七情"，即喜、怒、思、忧、悲、恐、惊。"七情致伤""病从心生"，大喜伤心，大悲伤肺，大怒伤肝，大恐伤肾，大思伤脾。那么，该如何完成精神和情绪上的调节和平衡呢？

肝在志为怒，金克木，悲胜怒，所以大怒时不妨看一场悲剧，肝气平，怒气就可以消了。有位先生，因兄弟跟他争房子，伤了和气打了起来，后来气得发了狂，到处奔走叫骂。后来请了一位中医，医师判断这是"怒伤肝"，就骗他说：“你的弟弟出了车祸，抢救无效已经死了。”他听了先是一愣，接着大哭起来：“兄弟啊，我对不住你啊……”哭完，他的病好起来了。这就是悲伤制怒的例子。

心在志为喜，水克火，恐胜喜，所以大喜伤了心神而出现精神障碍，可用恐的方法进行制约。“范进中举”的故事，大家耳熟能详。范进中了举人后，竟欢喜得疯了。最后请范进最怕的老丈人胡屠户来，胡屠户凶神似的走到范进跟前，说道：“该死的畜生！你中了什么？”一个嘴巴打过去。就这样一个巴掌给打好了。

脾在志为思，木克土，怒胜思，虽然愤怒是一种不良的情绪，但它属于阳性的情绪变动，因此对忧思不解而意志消沉、食欲不振等属于阴性情绪变化所致疾病，可以用激怒疗法治之。一个人因失恋得了抑郁症，萎靡不振。家人请来了老中医，诊脉后老中医大骂他道：“一个大男人，竟为一个女子弄得如此狼狈不堪，有什么出息？要是我的儿子，早就赶出去了。”年轻人听了勃然大怒，站起来就要打那老医生，被他父亲紧紧拉住。从此，年轻人的抑郁症状竟消失了。

肺在志为忧，火克金，喜胜忧，因而喜乐可以治疗因忧愁、悲哀等不良情绪所致病变。当你忧郁时，最简单的做法莫过于看笑话、看喜剧了。古书载有一个书生，爱上了一个小姐，其父不同意，因而悲哀，伤了肺，咳了起来，而且越咳越重，后来竟呕血了。在外地经商回来的父亲知道情况后，就去找医生。医生说遂了他的心意，病就会好转。他的父亲只得去小姐家提亲。当书生知道小姐允许了亲事后，心中大喜，咳嗽、呕血竟豁然而愈。

肾在志为恐，土克水，思胜恐，所以一个人心惊胆战时，最好的处理方法莫过于冷静思考了。凡事多思考，才能豁然开朗，才能柳暗花明。

适当放松

松即心松。心松，就是丢掉杂念、去掉私心。松，不是松劲、松散，而是松而不弛，松而不懈，自自在在。人生在世，尽量做符合实际、力所能及的事，不要好高骛远，过于急功近利，这样日子才过得真真实实，自自在在。

即使负担重一点，压力大一点，也要坦然面对，笑对人生。比如说，适当娱乐给身心放个假；工作之余，多参加运动，如散步、跳舞、打球等；开怀大笑也是一个好方法，能帮助人发泄负面情绪。

心存正念

正即指心正、正直、善良。俗话说："不做亏心事，不怕鬼敲门。"只要堂堂正正、清清白白做人，就能无愧于心，身体功能必然和谐。相反，心术不正，满肚子坏水晃荡，整天挖空心思为自己谋算，必然会白天于心不安，夜里噩梦缠身，使得人体生理失常，心弦紧绷，正气不足，以致早衰折寿。有学者研究称，腐败分子平均寿命远低于正常人，这恐怕就是人们常说的"无德损寿"吧！

常怀感恩之心，慈悲为怀、与人为善；多想别人的好处，少记他人的不是，总之心存正念，少生邪恶，何愁"正气"不足？"正气"足者，何病之有？

道家讲“善能生阳”，就是说善良、为善能增强人体的阳气。这种阳气表现为一股暖流，人体有两个脏腑必须时刻保持较高的温度，那就是心和小肠。因为心要鼓动气血，小肠要消化食物，温度太低它们就没法工作。有了热气，心经和小肠经相表里，它们可以互相作用，互相影响，互相“温暖”。再加上小肠经属阳，心为“阳中之阳”，它们一温暖，全身的阳气充足，病邪无以入侵。

专心致志

社会在发展，跟不上节奏就会觉得累。想干的事情很多，可是什么也没有做成，于是觉得累。

清朝养生家曹庭栋，号慈山居士。在《老老恒言》中提倡：“心不可无所用，非必如枯木，如死灰——惟专则虽用不劳，志定神凝故也。”可见，专心则凝神，神定则心安。一个人心神安静，集中精力做事，不被外物打扰，往往不会有疲劳感，也更容易走向成功。

伯特兰·罗素说：“要取得艰难的成就，能够较长时间地集中精力是必不可少的。”

心理学家米哈里·契克森米哈将个人精神力完全投注在某种活动上的感觉称之为“心流”，心流产生时，人会高度地兴奋。按照中医的说法，兴奋属阳，心为阳中之阳，心流产生时，人的阳气会更充足，生命力就十分旺盛。

心流产生时，人的气血流畅，会有轻松愉悦感，另一个好处是它不仅减轻工作压力，而且可以提高工作效率，达到目标。

精神抑郁要多补充阳气

人有时不需要纷繁，只立足于眼前的简单，一切就美好了！可世事难料，人无扭转乾坤之力，生病、灾祸、失败，所有一切都足以给人带来痛苦。

人总有心情不好的时候。心情不好时找人发泄还是忍在心里？找人发泄当然就会得罪人，不论是你的至亲，还是你的好友，都不可能无缘无故地被你当成发泄的对象；如果忍在心里，忧虑和烦恼常常会危及人体的免疫功能，严重影响你的健康甚至会憋出病来。

2003年4月1日，一代巨星张国荣因抑郁症而陨落。2008年，韩国影星崔真实也因患上了抑郁症而最终自杀身亡。在高压力、高竞争环境下生存的都市人群，不堪精神压力、世间痛苦，因抑郁症而自杀的事件还在不断上演。

还有那些患癌症的病人，大多是有忧郁情绪或受到过精神创伤的。

抑郁症的病灶在“肾阳虚”

中医认为，抑郁症的核心症状与阳气亏虚关系密切。肾阳亏虚是抑郁症的发病基础，肝阳亏虚、肝气郁滞是抑郁症的发病关键。造成阳气亏虚的原因有很多：

其一，中医认为，人群居而易于充满生气，独处过久则人气自弱，邪气易生。故古语有云：人少则不居大屋。处于大居，而无人气，久则易于伤阳。所以，一个人守着一个大大的、空空的房子，这是最容易患上抑郁寡欢等阳气郁闭之症的。

其二，现代人生活压力大、精神紧张、易于生气。人生气、郁闷会伤肝，会导致肝的疏泄升发功能减弱，不能调畅及推动全身气血，进而造成阳气郁结，或者阳气郁闭，不能畅达。中医认为，神是阳气充盛的体现。人之所以能精神振奋、容光焕发，根本在于阳气的昌盛。阳气畅达，人的精神就会充足和振奋。阳气不畅，人的精神就会颓废，表现为情绪低落、兴趣降低、工作效率降低等。

其三，习惯晚睡晚起。晚上11点至凌晨3点是肝与胆当令，睡得晚，肝胆之气不升，阳气提不上来，人就没有精神。春天是肝木之气旺盛的季节，春之阳气不生，最容易导致抑郁症多发。

精神抑郁时要扶助阳气，阳气畅达则精神振奋、心志安宁。有两个办法可以补助阳气。一个是晒太阳，另一个是运动，动则生阳，特别是有氧运动，对畅达阳气可以起到非常好的作用。

阳光——“暖和的抗忧郁素”

阳光是一种电磁波，它犹如一种天然的“兴奋剂”，对改善情绪很有帮助。研究发现，躺在窗户朝东的病房里的抑郁症患者不服用药物，要比躺在窗户朝北的病房里的抑郁症患者身体康复早几天。事实证明，阳光是极好的天然抗抑郁药物，而早晨的阳光效果最佳。如果坚持每天早晨散步30～60分钟，晒晒温暖的太阳，将会加快“唤起”新陈代谢功能，进而有效缓解抑郁的心情。

其实，“阳光疗法”最适合治疗季节性抑郁症。对患者来说，漫步在阳光下，可给他们带来愉快和欢畅，焕发自我色彩，这好比是一种“暖和的抗忧郁素”。

在广告公司担任文案策划的菲儿，每到冬天就感到心情低落，不想工作，不爱跟人说话。她是因气候变化而产生了轻微抑郁症。于是，她经常到空气新鲜、阳光充足的地方散步，每天步行1500米，大约在15分钟内完成，散步时平稳而有节律地加快和加深呼吸。感觉抑郁的那段时间，她还尽量让朋友拉着她每周参加一两次集体运动，如排球、羽毛球等，每次持续时间30分钟以上。饮食上，她也尽可能地多吃补气、热量高的食物，如羊肉、核桃、大枣、豆类等。就这样，菲儿感到自己的精神振作起来了，人也爱说爱笑了！

从心快乐，有氧运动抗抑郁

运动以兴奋和充满活力为主要特点，能提升阳气。现代医学研究证实，运动可以刺激大脑释放出内啡呔，让人产生轻松、愉快的感觉，对抑郁症患者有好处。因此，抑郁症患者可选择慢跑、游泳、跳绳、爬楼梯或登山、自行车越野、散步等有氧运动；另外，太极、瑜伽等也十分适合。但运动比较适合病情轻微的抑郁症患者，不能完全代替药物治疗。同时在运动中，还要注意三个原则：

定一个合理的目标

抑郁患者容易产生失败感和自卑感，刚开始运动的时候，不要把目标定得太高，以免打击士气，增加挫败感。可以慢慢来，每次运动的时间不用太长，每周进行3次有氧运动，等到机体适应后再逐渐增加运动量。

● 选择自己喜欢的运动

多数抑郁症患者对事物提不起兴趣，因此要选择自己感兴趣的运动，同时也可以尝试不同的运动方式，替换或结合不同的运动项目，不要太机械化，提高新鲜感。总之，应该达到快乐运动，运动快乐的目的。

● 与朋友、亲人结伴锻炼

抑郁患者最容易产生孤独无助的负面情绪而钻牛角尖，让亲人和朋友一起参与运动，加强与人的交流和沟通，分享内心世界，能使其在伙伴的鼓励下重拾信心，坚持锻炼。

此外，有抑郁倾向的人，要注意预防，除了上述方法外，还应从以下细节入手。

日常饮食适当增加香蕉、深海鱼、菠菜、含硒类食物（如干果、鸡肉、海鲜、全谷类等）等几类食物的摄入量，改善抑郁情绪。

起居要按时作息，早睡早起。居室、工作场所应宽大明亮、色彩明快。

适当外出旅游，增加光照，经常欣赏轻松的音乐。

口服避孕药、巴比妥类、可的松、磺胺类药、利舍平（利血平）等可引起抑郁症，应尽量避免使用。

对于已经患有抑郁症的人来说，如果餐前用脑过度，进餐时情绪激动、愤怒，餐后立即用脑、过度工作劳动，均不利于病症的治疗。

红枣：补气养血最无私

小小一颗红枣，作用可大着呢！李时珍在《本草纲目》中说：枣味甘、性温，能补中益气、养血生津，用于治疗“脾虚弱、食少便溏、气血亏虚”等疾病。常食大枣可治疗身体虚弱、神经衰弱、脾胃不和、消化不良、劳伤咳嗽、贫血消瘦、血虚失眠多梦，还可以补肝降压、安神壮阳、养肝防癌。

现代营养学界也证实，红枣富含蛋白质，多种氨基酸，胡萝卜素，维生素A、维生素B_2、维生素C、维生素P，铁质，钙质，磷质等，对肝脏、心血管系统、造血系统都很有益处。而且红枣具有降低胆固醇、升高白细胞等作用。

红枣的妙用

在中医的很多方子里，常见到红枣的身影，因为它有缓和药性的功能，还有诸多功效。

补气养血

大枣归入脾、胃二经，有补气益血之功效。中医常用大枣治疗脾胃虚弱、气血不足、失眠等证。中医在食疗药膳中常加入红枣补养身体、滋润气血。

健脾益胃

脾胃虚弱、腹泻、倦怠无力的人，每天可吃七颗红枣，或与党参、白术共用，能补中益气、健脾胃，达到增加食欲、止泻的功效；红枣和生姜、半夏同用，可治疗饮食不节所引起的胃胀、呕吐等症状。

养血安神

女性脏躁症、哭泣不安、心神不宁等，用红枣和甘草、小麦同用，可起到养血安神、疏肝解郁的功效。

保肝护肝

红枣是肝病治疗处方中的常用中药，传统的中药方剂“小柴胡汤”“桂枝汤”中都有红枣的身影。现代医学也证实，红枣内含有三萜类化合物，可以抑制肝炎病毒的活性。此外，红枣还能提高体内单核吞噬细胞系统的吞噬功能，有保护肝脏、增强免疫力的作用。

对一些慢性肝病患者来说，除了定期检查外，可以每天多吃一些天然的红枣来护肝。用红枣50克，大米90克，熬成稠粥食之，对肝炎患者大有帮助。用红枣、花生、冰糖各30～50克，先煮花生，再加红枣与冰糖煮汤，每晚临睡前服用，30天为一疗程，对急慢性肝炎和肝硬化有一定疗效。

减少老年斑

红枣所含的维生素C能抗氧化，防止色素在体内慢性沉淀，可有效减少老年斑的产生。所以俗语云：“一日食仨枣，青春不显老。”

食用红枣大补元气

红枣的食用方法有很多，蒸、炖、煨、煮均可。需注意的是，加工时最好用小刀在红枣表皮划出直纹，这样才可以让枣中的营养成分很好地释放出来。下面介绍几款红枣的食用方法。

红枣水

做法1：红枣10颗洗净，然后用手掰开；大麦100克，加7倍的水，煎煮后服下，不要加糖。

做法2：将10～30克红枣洗净，并用小刀在其表皮划出直纹来帮助养分溢出，然后加适量的水煮1小时左右即可。

功效：红枣可以补元气，如果经常喝红枣水，对经血过多而引起贫血的女性，可起到改善面色苍白和手脚冰冷的补益功效。而且红枣中富含的特殊物质可减少过敏介质的释放，还能治疗过敏症。

生姜红枣茶

做法：生姜3片、红枣6颗、冰糖适量。将红枣洗净，打成碎粒，与生姜片一起放入杯中，以沸水泡10分钟可代茶饮，调入适量冰糖即可。

功效：姜驱寒功效显著，辣味愈强，效果愈好。红枣能补脾胃、生津液。生姜红枣茶最适合女性朋友们冬天饮用，改善手脚发冷的状况，同时还可以暖胃散寒、养血补气。

黑木耳红枣汤

做法：黑木耳10克，红枣50克，白糖适量，用适量的水，把黑木耳和红枣煮熟后，加入白糖即可。

功效：黑木耳补血活血、益胃润燥；红枣可补血养颜。女性从经前1周到月经结束后，隔天食用可以缓解经期贫血，使气色红润。经常服食，可以驻颜祛斑、健美丰肌，还可用于治疗面部黑斑、体形消瘦。

● 红枣蜂蜜茶

做法：将去核红枣150克，冰糖50克，加水350毫升煮熟，收干水分，捣成枣泥。再加入250毫升蜂蜜拌匀，盛在干净的玻璃瓶中，饮用时取1茶匙加入温开水即可。

功效：大枣、蜂蜜都是温性食物，在寒冷的季节，喝一杯这样的茶可以补元气，增加热量、抵抗风邪，常喝此茶可美肤养颜、气血充足、神旺体健。

● 红枣银耳粥

做法：银耳25克，用温水泡发回软，择洗干净；红枣10颗洗净，泡软去核；莲子、枸杞子少许分别洗净，泡软备用。将白米饭1碗放入沸水锅中搅匀，然后加入银耳、红枣、莲子、枸杞子和各人喜好的调味料，煮至黏稠即可食用。

功效：滋阴润肺，红润面色。

食用红枣的注意事项

每到年底许多人的工作都很忙，在一家公司担任行政总监的黄女士也不例外，偏偏下属经常忙中出错，让她疲于应付，自己还出现了口腔溃疡、口干、尿黄、心烦易怒等症状。经中医诊断，她是典型的心火旺。

黄女士人到中年，平时也会看一些养生书，想起红色食物在五行中有养心入血一说，于是买了大量红枣干吃、熬汤吃、泡茶喝。没想到几天下来，症状越来越重了。她很纳闷，“红枣是典型的红色食物，对心脏有好处啊，为什么却收到了反效果呢”？

原来，红枣入心属阴，阴血虚、心神不宁者吃红枣会收到良好的效果，但是如果心火旺的人吃了红枣只会适得其反，加重症状。所以红枣与世间的万事万物一样有利也有弊。

那么，我们在服用红枣时应该注意些什么呢?

1. 红枣进补并不适宜所有的女性朋友。如在月经期间，一些女性常会出现眼肿或脚肿的现象，其实这是湿重的表现，这类人就不能吃红枣。这是因为，红枣味甜，性偏湿热，多吃容易生痰、生湿导致水湿积于体内，从而加重水肿症状。另外，体质燥热的女性朋友经期也不适宜服用红枣。

2. 红枣虽好，但吃多了会胀气，因此应注意控制食量。生、鲜红枣进食过多，易出现腹泻，还会伤害脾脏。因此，由于外感风热而引起的感冒、发热及腹胀气滞者，都不能吃红枣。

3. 红枣糖分丰富，糖尿病患者食用后容易使血糖增高，因此不适合糖尿病患者进补。

4. 除了饮用禁忌，吃法也当有所讲究，最好是水煮吃，常用的方法是将红枣煎水服用，这样既不会改变进补的药效，也可避免生吃所引起的腹泻。

巧用莲子祛火消燥、养心安神

夏季骄阳似火，热气蒸人。心为阳中之阳，夏季本来阳气旺盛，人不静。心阴不足，心火亢。自然易出现烦躁不安、心神不宁并影响睡眠。甚至有的人因心烦气躁而出车祸、酗酒、斗殴。难怪有人说，天气酷热，人的身体会中暑，人的情绪也会中暑。所以夏季养生重在养心，要用“心”来“安神”。

中医认为，心主夏。你看莲子在夏秋季成熟，从这个方面来说，莲子广泛吸取了太阳的阳气，是补益心气的最佳选择。

《易经》上说：离为火，为心，为电；方位为南方。明代学者章潢在《图书编》中说：“南方丙热丁火，其气热，其味辛，在人以心、小肠、三焦、包络应之。”因此产于南方（如湖南、浙江、福建）的莲子对心脏的补益作用很大。

小莲子，大功效

莲子味甘涩、性平，归入心、脾、肾经，具有补脾止泻、益肾固精的功效，还能养心安神，收敛浮躁的心火，让人宁静且容易入睡。

现代医药研究测定，莲子营养价值很高，含蛋白质、脂肪、碳水化合物、钙、磷、铁等多种营养素。药理研究证实，莲子有镇静、强心、抗衰老、抗肿瘤等作用。而且莲子中含有的荷叶碱、金丝草苷等物质，对治疗神经衰弱、慢性胃炎、消化不良、高血压等十分有效。

莲子以个大、饱满、无皱、整齐者为佳。莲子最忌受潮受热，受潮容易虫蛀，受热则莲芯的苦味会渗入莲肉。因此，莲子应存于干爽处，莲子一旦受潮生虫，应立即日晒或火焙，晒后需摊晾两天，待热气散尽凉透后再收藏，不过其色其味其药效都会受影响。变黄发霉的莲子千万不要食用。

莲子中的青嫩胚芽叫莲子芯。莲子芯味苦性寒，归心、肾经。它和莲子不同，有清心、祛热、止血、涩精、降压的功效，可以治疗心火亢盛所致的失眠烦躁、吐血、遗精等证。因莲芯味苦，最好研末后吞食。

多食莲子益身心

《本草纲目拾遗》中说："生则胀人腹。"生吃莲子味道虽然清香，但不可多吃，以免影响脾胃引起腹泻。莲子用来煲汤为宜。

历代达官贵人常食的"大补三元汤"，其中的一元即为莲子，另外两元为桂圆和大枣。

莲子除作为珍贵的滋补品之外，还是一副妙药，下面介绍几则莲子膳方。

● 四元汤治失眠

烦躁乱心、热气攻心，使人入睡困难、睡眠浅而多梦、神经过敏，这时可用莲子、桂圆、红枣、百合各15克，用小火煎汤，分早晚两次饮用。此汤养心宁神，可以治疗心气虚或心肾不交所致的心悸、失眠等证；还可以增强记忆力，缓解疲劳，提高工作效率；益气养血，适用于产后血虚、病后体弱等。

鲜莲子治多汗

天热人易出汗，而中医向来视汗为“心之液”，出汗过多自然易消耗心之阴液。用鲜莲子50克，大枣10颗，炖熟后加白糖适量，每天饮用一次，可治多汗症。

莲芯茶降血压

莲芯有降压、强心、清热之特效，常饮莲芯茶对高血压引起的头昏、心悸均有辅助治疗作用，还可清热解暑、除烦去燥。莲芯茶的服用方法是：取莲芯3克，沸水冲泡代茶饮，早晚各一次。不过，莲芯味苦性寒，凡体质差、胃寒怕冷者及老年人最好不要喝莲芯茶。

煮莲子利尿

心与小肠相表里，心火易下移小肠，可引起尿黄、尿少、尿急、尿痛等病症。用莲子60克，生甘草10克，水一大碗，小火煮至莲子软熟，再放点冰糖，吃莲子喝汤，可治疗泌尿系统感染，兼治虚烦、低热等证。

莲子银耳羹治抑郁

莲子清心除烦，银耳强心补虚，两者配伍可治老年抑郁症。莲子银耳羹的做法是：莲子50克煨汤，待莲子熟烂，加入水发银耳15～30克煮沸，用蜂蜜（或白糖）调味服食。

莲子粥益脾肾

心火生脾土，肾水克心火，所以养好肾水才能克制心火过旺。用莲子做各种粥，对脾肾很有补益作用，如加山药、葡萄干的粥，适用于面目黄白、乏力倦怠、形体消瘦等症；莲子大枣扁豆粥，对脾虚久泻不愈、神疲乏力者甚宜。尤其是金银花莲子粥，具有清热解毒、健脾止泻的功效，可治疗因热毒内扰大肠引起的暴泻、痢疾、发热、心烦等病证。具体做法是：先用水煮30克金银花，去渣后用水煮50克莲子肉，煮至熟烂时，加入白糖调味，出锅即可。

蒸莲子治妇科病

夏天天气热、湿气重、心烦躁，妇科病容易发作。用莲子60克，荔枝干20粒，洗净后放砂锅内加水500毫升，上笼蒸熟食之，常用于肾虚所致的带下症、治妇女月经淋漓不断和白带过多。

莲子的适宜人群

莲子一般人都可以食用，中老年人、体虚、失眠、食欲不振及癌症病人更宜。不过，需要注意的是，莲子性涩止泻，易阻滞气机、收敛病邪，因此脘腹痞胀、大便秘结或患有外感病的人应慎食。

许多神志病需要心经来摆平

现代人的压力比较大，得精神疾患的人越来越多，这一方面和社会背景、工作压力有关，另一方面和自己的生活习惯有关。医圣张仲景提出要辨证治疗神志病，根据虚实之分，治在心肝两脏。实者疏肝为要，虚者养心为务。这个虚者主要是指心气虚。

中医认为：心主神明，人的心气如果特别足，神明就会昌明；如果心气大伤，肾气大伤，或者胃气衰败，神明就有可能出现问题。

前面提到心包经是代心受邪的，好多人对心经的功效认识不足，认为心经没什么用。其实，心经和心包经共同主治心胸、神志病，以及经脉循行部位的其他病证。心经上的神门穴、少冲穴，对治疗神志病功不可没。

心经起自心中，向下通过膈肌，联络小肠，其直行主干又从心系上肺，向下斜出于腋下，沿上肢内侧后缘，至肘中，沿前臂内侧后缘，到手掌后面，沿小指桡侧到达其末端。心经发生病变，主要表现为咽干、心痛、口渴、目黄、胸胁痛和上肢内侧本脉所过处发冷、疼痛、手掌热痛等。心经穴位主治心悸、怔忡、痴呆、多梦、中风昏迷、失语或舌强不语等疾病。

神门穴——补益心气，镇静安神

神门穴位于手腕内侧（掌心一侧），小指延伸至手腕关节与手掌相连一侧的腕横纹中，腕屈肌腱的桡侧凹陷处，此穴很容易找，用指按揉有微痛感。神门穴是心经的原穴，是心气出入的门户，是补益心气的要穴。经常刺激此穴可以防治许多疾病，如心痛、心慌、心悸、双胁痛、自汗、盗汗、咽喉肿痛、失眠、健忘等。抑郁症、焦虑症属于慢性疾病，坚持长期按揉神门穴，可以起到较好的辅助治疗作用。按摩神门穴的方法很简单：用指关节按揉或按压，稍稍用力，每次按揉3～5分钟，两侧都要按到；或者点按神门穴，此法治疗失眠疗效很好，可以在睡前进行操作。

少海穴——宁心安神，“心病”不生

少海穴比较容易找，屈肘，肘关节横纹内侧端与肱骨内上髁连线的中点。一按压该穴，可出现明显的酸胀感，如果没有酸胀感，说明取穴有误差。少海穴是心经脉气会聚之处，具有宁心安神的效果，可以治疗多种精神疾病（如神经衰弱，精神分裂症），以及心前区疼痛、头痛、手臂麻木、手颤等疾病。具体按摩方法是：用食指或中指按压少海穴2～3分钟即可。对周围神经病变所致的手臂麻木，帕金森病所致的手部不自主颤动等症状，每天坚持点按少海穴两次，可以起到减轻麻木、缓解震颤的效果。

通里穴——专治懊恼怔忡

通里穴是心经的络穴，在腕横纹上方一寸处，也就是神门穴上一寸的位置，此穴可以治疗“欲言声不出”以及懊恼怔忡这一类的心理层面的毛病。如果病人体实，就有四肢重以及头、腮、面颊红的情况；如果患者体虚，就不能吃东西，暴喑，突然地哑了，或颜面没有颜色而且无光泽；如果

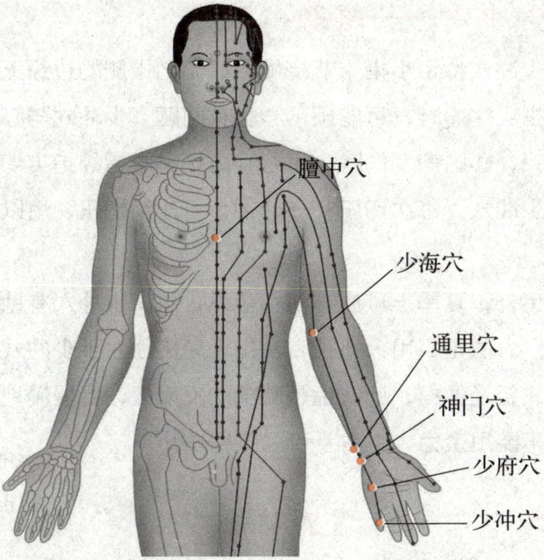

出现以上症状，都可以使用此穴治疗。方法是：用拇指端和其余四指相对，捏拿左右侧通里穴，捏拿36次为一遍，一般捏拿3～5遍，即可心舒神安。

少府穴——发散心火，清心除烦

少府穴为心经之荥穴，仰掌屈指，在小指端与无名指端之间，握拳时小指尖下即是。少府穴有发散心火、清心除烦、泻热止痒的作用，可以用来治疗心区疼痛、心烦、心悸、遗尿、阴部痒痛、小便不利等。所以，心上火的人（失眠多梦、心烦不安、口干），可以经常按揉少府穴。具体方法为：用拇指按揉此穴3～5分钟，按揉时可适当用力，左右手交替按揉。

少冲穴——缓解心脏病

少冲穴位于小指末节桡侧，靠无名指侧的边缘上。所以小指指尖疼痛时，可能预示心脏有问题。少冲穴与心脏有密切关系，心脏病发作时，用右手拇指和中指的指尖切压左手小指少冲穴。每次切压3～5分钟，可连续切压，用以缓解心绞痛。

另外，夏季上班族容易打瞌睡，按摩少冲穴有助于醒脑提神。方法是：用大拇指和食指轻轻夹住左手少冲穴，以垂直方式轻轻揉捏。此穴位是脑部的反射区，要慢慢地出力揉捏，不要用蛮力，左右手可以互相按。

膻中穴——调整心脏功能

心包有一个重要的穴位叫做膻中穴，它在两乳头连线的中点上。人在很郁闷或是生气的时候，会有一个习惯动作就是拍胸脯，这就叫做搏膺。表面上我们打的是胸脯，其实是在打膻中穴。按摩膻中穴一般选用拇指或中指的指腹，力度以稍有疼痛感为宜。每次按摩10秒钟即可，6次为1遍，一般每天按摩3～5遍。按摩切忌用蛮力。为了增强效果，体质好的朋友按摩时，用力可稍大些；体质不好的朋友，动作要轻柔些。经常刺激膻中穴，可以加强气的运行，这对防治心血管疾病大有帮助。实际上，临床实验也发现，刺激膻中穴，可以扩张血管，调整心脏功能。

女性朋友按摩此穴，不仅可以丰胸，还可以预防乳腺增生、乳腺癌。生产后乳汁不足的，气滞血瘀造成痛经的患者都可以常按摩此穴位。

手心的劳宫穴：强心健脑的一等功臣

人在疲劳时，不经意间攥攥拳头或捏捏手掌，精神就会振作一些。这是因为你刺激到手心的一个和大脑相连的穴位——劳宫穴。

古时的私塾先生常用“打手板”的方式来教导学生，学生因此会特别警醒，同样也与刺激了劳宫穴有关。

手的中央是劳宫穴，以劳宫穴为中心的二分硬币大小区域为心包区，它与心脑经络相连，故而人们在按摩此穴位时，能够起到畅通气血、清心醒脑的作用。当你用脑时间过长，感到疲劳，不妨试试以下的小方法。

劳宫穴的取穴方法

劳宫穴在手掌心的凹陷处，当第二、三掌骨之间偏于第三掌骨，握拳中指尖所指处即是。

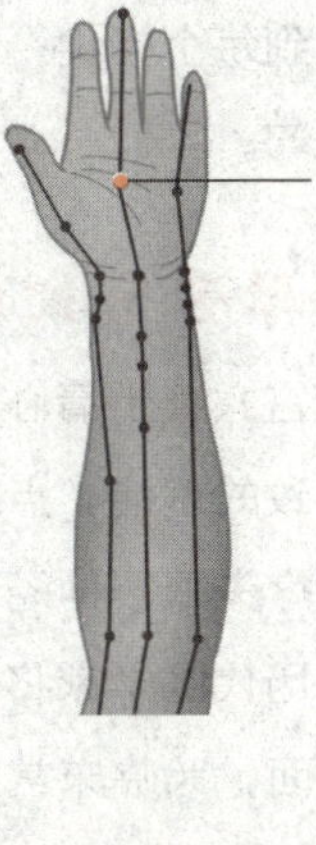

劳宫穴的保健方法

1. 觉得精神和大脑疲惫时，用一根小木条或尺子反复敲打双手手心，以刺激劳宫穴，通过经络传导给大脑，让人精神振奋。

2. 每天早晚对双手掌心劳宫穴各敲100下，再敲整个手掌各100下。常刺激手掌能疏通气血津液，调节脏腑，达到强身保健的目的。

3. 经常按压手心的劳宫穴，有强健心脏功能的作用，可用双手拇指相互按压，也可将双手顶在桌角上按劳宫穴，时间可自由掌握，还可以用一只手的手指来揉擦另一只手的手心。如此左右两手交换进行，每穴各进行10分钟左右，每天2～3次。

4. 过去老人们有个很好的锻炼方法——揉核桃，就是把两个核桃放在手心里揉来揉去，这种方法可以很好地活动到每根手指。而且，核桃在手心可以刺激劳宫穴，起到健脑的作用，也能很快缓解疲劳症状。

5. 按压劳宫穴治血压骤升。高血压患者因为生气、暴怒或激动，常导致血压急剧上升，会对患者生命造成极大威胁。此时立刻按压劳宫穴，可控制血压并使血压逐渐恢复正常。按压劳宫穴的方法为：用大拇指从劳宫穴开始按压，逐个按压到每个指尖，左右交替按压，按压时保持心平气和、呼吸均匀。

按摩劳宫穴的作用

劳宫穴善于清心胃之火，对心火内盛、胃火旺盛、浊气上攻所致的病症，点按劳宫穴可清泻火热，开窍醒神，主要用于治疗失眠、神经衰弱等证。

故历代医学家将劳宫穴的主治症均放在神志、心、胃热疾病方面，为临床常用穴和特效穴。

内关穴：治疗心脑血管疾病的要穴

现代社会，工作压力大，饮食偏于高脂肪、高糖类，再加上运动不足，很多人年纪轻轻就经常出现失眠、心慌、胸闷等不舒服的情况。如果还不注意保养的话，冠心病、心绞痛也就不远了。

对此，中医提示如果平时感到心脏不舒服，可以试着按按内关穴。内关穴是心脏的保健要穴，属于心包经。心包位于心脏外周，是护卫之官。当有外界邪气侵犯心脏时，心包能替心受邪。老年人是心脑血管病的高发人群，常按内关穴能起到很好的保健作用。

中医诊病时，最常见的手法就是号脉，而号脉的穴位就是内关穴。人体最重要的12条正经中，与内关穴相关的有6条，所以说手腕部经络很敏感、很重要，直接影响心脑血液循环，与人体各种血脉病证息息相关。

内关穴的取穴方法

伸开手臂，掌心向上。然后握拳并抬起手腕，可以看到手臂中间有两条明显的筋，内关穴就在离手腕第一横纹上2寸的两条筋之间。

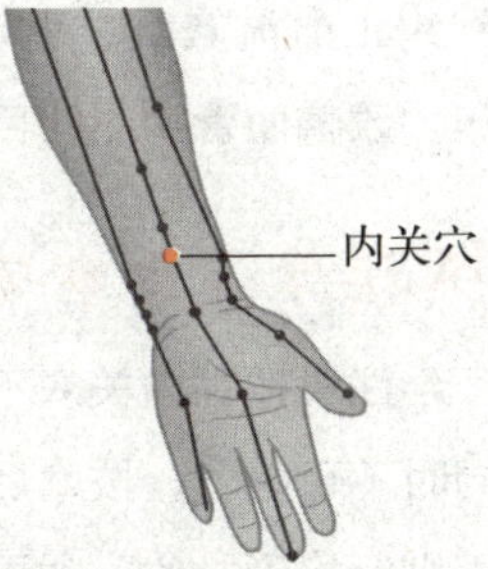

按摩内关穴的方法

按摩内关穴的方法为：用左手拇指螺纹面按压右手的内关穴，再用右手拇指螺纹面按压左手的内关穴，两手交替进行按压，每次按压2～3分钟即可。需要注意的是，按压内关穴力道要适当，不可太重，以手腕感到酸胀为度。或者用左手的拇指尖按压在右手的内关穴上，左手的食指压在同侧外关穴（位于人体的前臂背侧，与正面内关穴相对）上，按捏10～15分钟，每日2～3次；再用右手按压左手的内关穴，反复操作即可。也需要注意的是，每次按揉内关穴的时间应该控制在20～30分钟，按揉的强度应以自己能耐受为度。还要注意指甲不宜过长，否则会掐到穴位。

按摩内关穴的作用

中医认为：内关穴为八脉交会穴之一，是治疗心脑血管疾病的要穴，有宁心安神、理气止痛之功效。按摩内关穴可防治心率过速或过缓、心绞痛、心律不齐、高血压、哮喘、胸痛、胃脘痛等病。现代医学研究证明：长期按摩内关穴能降低血管外周阻力，改善血管弹性，尤其是通过降低血压起到纠正血流紊乱、调节脂质代谢等作用。从而达到降低血压，改善血管功能的目的。

按摩注意事项

注意按揉内关穴不必用太大力气，稍微有酸胀感即可。同时不可憋气，按摩后缓缓放松。还要注意指甲不宜过长，否则会掐到穴位。如果时间比较充裕，场所也合适，最好再加按足三里，也可以揉前胸、后背，这些都能够起到疏通经络、预防保健的作用。

第三章

养肝就是养血气之本

肝藏血：人要健康，必养血气

肝主藏血，如果血不足，“诸风掉眩，皆属于肝”，即风动之症、颤证、头摇晃等，其实都是肝血不足的证象，这些病症都会表现在肝上。

“肝开窍于目”“肝受血而能视”，就是说如果肝血足，人就能看见东西，所以当人两眼模糊的时候，实际上是肝血不足的表现。“足受血而能步”，脚部能够得到血液的濡养，才能走路。“掌受血而能握”，如果手掌气血充足，就有握力。“指受血而能摄”，手指摄取的作用，其实是很精细的，比如小孩子，刚开始是抓东西吃，然后才会一根根地往外挑，这都是肝气不断壮大的表现，是肝血足的表现。

所以，人要健康，必养血，特别是女人更要养血。早睡加敲胆经是造血的两大绝招。早睡是造血时间的保证，敲胆经是造血材料的准备。

睡觉养肝血

《黄帝内经》里面有一句话，叫做“卧则血归于肝”，“卧”就是睡觉。血液是维持人体生命活动的重要物质，人在睡眠的时候，对血液的需要量减少，因而就有部分血液贮藏到肝脏，重新对血进行过滤。所以如果人的睡眠很好，就能够使肝脏得到很好的休息，这是养肝血最重要的一点。

世界上的百岁老人，无论各自有什么绝妙的方法，早睡早起的做法是一致的。现代人身体所出现的问题中，心情不好、压力大占了相当比重。为什么会没精神、劳累呢？是因为人们睡觉太晚。一些人会很惊讶：现代人好像21点睡觉是不正常的。实际上21点睡觉是正常的，再晚也别超过23点，即子时。21点是亥时，三焦经当令，是少阳（太阳）之时，太阳已经睡了，你也必须睡，你不睡就没有第二天的能量。所以古人把亥时（21：00～23：00）称为“人定”，意为此时夜色已深，人们也应该停止活动了。

再晚为什么不能晚过23点？中医认为，子时为阴阳大会、水火交泰之际，称为“合阴”，是一天中阴气最盛，阳气衰弱之时。《黄帝内经》中说：“阳气尽，阴气盛，则目瞑；阴气尽而阳气盛，则寤矣。”就是说阴气最盛时人要睡觉，阳气盛时人就醒来了，所以我们在子时就应该进入熟睡状态。如果23点都不睡觉，那么人的阳气就升发不起来了。阳气没养住直接导致两种后果：其一早上醒得晚、起不来。其二，起来时头昏沉沉的，白天做事也没精神。

可见，人体造血是有特定时段的，这是天人相应的结果，是不能任意改变的。

侧身睡更利于养肝造血

还有一点需要指出，侧身睡觉更有利于养肝造血。因为肝经在人体两侧，人在侧卧的时候，不管是左侧卧还是右侧卧，血都归到肝经里去了，血一归到肝经，人体就能安静入睡并且开始一天的造血活动了。为了让侧卧更舒适，并尽可能减少对身体的压力，建议大家尝试再找一个枕头放在两膝盖之间，以保持腿臀之间的适当距离，从而更有利于放松腰背部。

一般认为右侧卧是最科学的。因为心脏在胸腔内偏左的位置，右侧卧睡时心脏受压少，胃通向十二指肠以及小肠通向大肠的口都是向右侧开，有利于胃肠道的正常运行。但右侧卧影响右侧肺部运动，不适合肺气肿的患者。

“敲胆经”养气血

都说肝胆相连，敲胆经有助于养肝。因为“敲胆经”会直接刺激胆汁分泌，人吃进去的食物，有一部分由胆汁分解成人体造血所需的蛋白质。因此，如果胆汁分泌不足，则食物被分解成可供人体吸收的蛋白质就不够，当然也就不能提供人体造血所需的足够材料。

胆经是一条从头到脚的经络，其中多段路线都和其他经络相邻，唯独在大腿外侧的一段，只有一条胆经，而且这段胆经敲打起来最为顺手。

敲胆经是要敲两条腿，但一条腿一条腿敲还是两条腿一起敲随便你。你可以尝试攥紧拳头，在大腿外侧稍微用力敲打胆经（不要过重，否则会被打青），每天敲左右大腿各200下，敲的时候放松肌肉，也可平躺。由于大腿肌肉和脂肪都很厚，因此力道不能太小，而且以每秒大约两下的节奏敲，才能有效刺激穴位，这样可以刺激胆汁的分泌，提高人体的吸收能力。此外，敲胆经还可以使胆经的活动加速，将堆积在胆经上的垃圾排出。

虽然子时（23点至凌晨1点）是气血进入胆经的时候，但不建议大家在此时敲胆经，因为敲胆经影响睡眠的话就不太好了。所以，白天敲打即可。

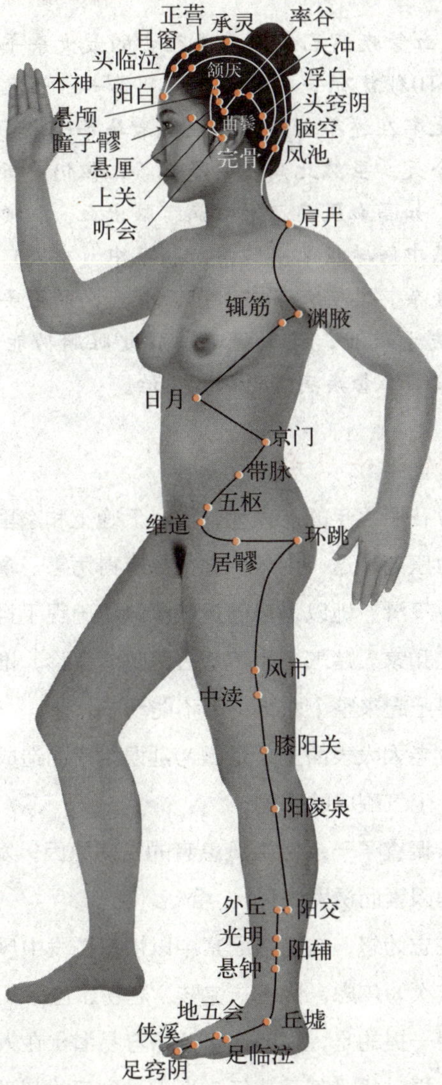
正营
承灵
率谷
目窗
天冲
头临泣
颔厌
浮白
本神
阳白
头窍阴
悬颅
曲鬓
脑空
瞳子髎
悬厘
完骨
风池
上关
听会
肩井
辄筋
渊腋
日月
京门
带脉
五枢
维道
环跳
居髎
风市
中渎
膝阳关
阳陵泉
外丘
阳交
光明
阳辅
悬钟
地五会
丘墟
侠溪
足临泣
足窍阴

从肝论治，心脑血管疾病无处遁形

心脑血管疾病已成为人类死亡的最大杀手之一，平均每10秒就有一人死亡，位列第一。而且心脑血管疾病的发生率在逐年上升，并且越来越年轻化。在现代科学发达的今天，虽然此病死率降低了，但仍是折磨患者的主要疾病，如高血压病、冠心病、脑出血、脑梗死。这几种常见病属中医学眩晕、胸痹、脑卒中（中风）范畴，发病原因较复杂。其实，多数心脑血管疾病的主要病因是肝失条达，失于疏泄，气血逆乱，引起脏腑功能失调导致疾病。故心脑血管疾病首先从肝论治。

保持心平气和

有位花甲之年的老太太，前一天晚上和家里人生气，由于平时血压高，这一生气就觉得头疼得厉害，拿东西的时候会忽然往下滑。她以为自己是气糊涂了出现手抖动的现象，加上正在和家人赌气，也不想去医院看急诊。谁知道在家一耽误，早上起来整个左半身都不能动了。

这位老太太表面上看是因为延误治疗而造成中风的，其实是由于生气酿成的悲剧。

有人调查了千余例中风患者的发病原因，发现有75%是由于心理因素而诱发中风。

肝在志为怒，在情绪因素中以愤怒诱发中风为最高，居首位；其次为焦虑、忧虑、惊骇、悲伤、应激反应等。

值得一提的是，愤怒这一情绪容易潜伏在人体，可以累积潜伏几周、几月甚至几年。当人受到新的刺激时，所有愤怒都会被激发出来。所以，对于有高血压、脑动脉硬化的中老年人来说，愤怒是诱发中风的最危险因素。

因为气愤会使人的血压升高、血管收缩、血液中的凝血物质增加，进而影响大脑的血流。另外，生气时人体内激素（如肾上腺素）的分泌也会造成血管壁损伤。同样的，急躁紧张、孤独抑郁、多愁善感都会使血中激素水平增高、血管痉挛、血栓形成。

中医认为，肝主情志、藏血，心情不愉快易导致气郁，气郁又易引起肝郁，肝郁则肝藏血失职，就会致血调配失常，从而引起人体内脏缺血、充血或失血等情况。

所以，七情应调和，这样有助于肝的疏泄。情绪不要过分高亢或低落。如过于冲动，肝气过旺则分往大脑的血量骤然增多而易突发脑出血、中风；过于悲伤使肝气低下，运往大脑的血量骤减而晕倒、虚脱。

进入老年期的患者更要注意调和情志，可以根据自己以往的爱好来培养各种情趣，以愉悦心情。如学画，习书法，种花养鸟，对坐下棋，散步观景，围炉清茶，欣赏音乐等。

有人做过实验，听一首抒情味很浓的小提琴协奏曲后，高血压患者心情平静，血压可下降10～20毫米汞柱。

避免过度劳累

曾经有这样一件事，说是某IT公司的一名年仅27岁的男员工，到岗仅一个月，就突发脑出血住院治疗。好在公司帮他垫付了大量的医疗费，使治疗顺利地进行。

呜呼，为何这些“老年病”盯上了年轻人呢？

究其原因，无非是年轻人的生活和工作压力越来越大，长期的劳累和经常性的超时工作，容易造成心脑血管疾病。

还有的中年人担任要职，平时工作紧张、压力大，生活没有规律，年纪不大就患上了高血压病，并且常有头痛、头胀、头晕、疲劳等不适，严重影响了自己的生活和工作。

《黄帝内经》很早就告诉我们“阳气者，烦劳则张”。如果平时工作紧张、压力大，生活没有规律，经常熬夜加班，使得阳气亢盛于外，不能入阴。日久损耗阴液，阴津不足于下，阳气亢张于上，就会出现头痛、头晕等证。有时剧烈运动，也会导致中老年人中风。

总之，中医认为，肝脏为耐受疲劳的根本，肝血充足，人就不容易疲劳。所谓过劳，多指日常过度繁忙劳累，如有人经常工作到深夜、睡眠不足、应酬频繁、旅途劳累、过量运动都会导致中风的发生。尤其是患有高血压、糖尿病、冠心病的患者，过劳往往是中风的诱因。

所以，无论工作或学习，都要张弛有度，劳逸结合，保证睡眠，体力活动更要量力而行。

劳累还包括房事频繁所致的房劳。所以，性生活过程中，心脏不好、血压不好、肝肾功能不好的人都要避免活动太剧烈或者时间过长。

少喝酒

老王是某房地产公司的项目经理，年近五十，人高马大，性格豪爽，做事风风火火，生意兴隆。老王雄心壮志，准备大干一番事业。一日，老王出差在外，与朋友聚会，酒过三巡，突然昏迷，不省人事，被送往医院急救，诊断为脑梗死。后来虽已苏醒，但仍留偏瘫、失语等症状。

酒，是行阳气的。肝主疏泄，是主阳气升发的脏器。中医说，肝体阴而用阳，就肝的本质来说已经是容易阳亢阴虚的了，再加上酒的升散，阳气更亢，阴更伤，因此酒伤的是肝之体。正因为如此，酗酒的人大都有脾气暴躁、头痛、面红目赤、血压高等症状。此为伤肝之体也。

经常喝酒的人，心跳加快，血压升高，一旦脑血管破裂就会出现“出血性中风”。另外，长期饮酒还可能使血脂水平升高、动脉硬化，引起脂肪肝甚至肝硬化，或增加心、脑血管病的危险。如此说来，酒还是喝得越少越好，最好是不喝酒，特别是不要喝烈性酒。即便是身体健康的老人，也不要空腹饮酒或过量饮酒。

然而很多人说，中国人喜欢热闹，无酒不成席，酒桌上喝酒是必需的，不喝就伤感情。可是身体也很重要，那么大家要喝酒时，应尽可能喝热酒，不管是白酒、黄酒，加温后饮用一是芳香适口；二是可挥发掉一些沸点低的醛类有害物质，减少有害成分，葡萄酒热饮还能治感冒。还有不要多种酒混合着喝，因为各种酒成分、含量不同，互相混杂会起化学变化，使人喝后感到不舒适，甚至头痛、易醉。另外，自觉饮酒多时，你可以有意识地多吃动物肝脏，以脏来补脏；还可以多吃绿叶蔬菜来保护肝脏；多喝白开水，以利于酒精尽快随尿液排出体外。

最后还要特别提醒的一点是：对有肝病的朋友，这些招数一点都不管用。患肝病者一定要戒酒。

多转脚踝畅通血脉，疾病并不可怕

心脑血管病的病理基础是气血失调、供血出现障碍。大家应该知道，血栓会堵塞脑血管和心血管，是导致心脑血管疾病发作的一个重要原因。比较小的栓子，堵了又冲开，这是脑血栓发作的一个前兆，叫短暂性脑缺血发作。这一点有时候大家不太注意，如突然半身麻了、半身没劲了，但是几秒完全好了。有的人起初不在乎，但是连续犯几次就会出现大的血栓。所以如果大家突然一下子觉得说话不利落或者突发性的看东西不清，可能是一过性脑缺血；或者突然半身麻、半身无力，很快就好，这个时候一定要及时就诊。

不管脑出血也好、脑梗死也好，实际上最常见的原因是高血压。突然遇到什么事特别激动，血压控制得不好，就会导致脑出血，所以高血压是脑血管疾病当中最主要的一个原因。据调查，患高血压的人，脚踝部位均有程度不同的发硬现象。

人体下半身血液循环畅通与否，对全身的气血流通影响很大。尤其是肝经和肾经不畅，对心脑血管系统的影响很大。而脚踝处有6条经络通过，包括肝、脾、肾、胆、膀胱、胃，可以说脚踝是下半身血液流通的重要关口。如果脚踝柔软、富有弹性，那么回流心脏的静脉血液能顺利流过脚踝；如果脚踝衰老、僵硬，那么回心的静脉血液就会像“塞车”一样瘀滞在脚踝附近，致使心脏负担加重，长久下去将发展成高血压。

对脚踝进行保健，使脚踝由僵硬转化为柔软灵活状态，可以改善气血运行，对心脑血管及神经系统功能都有良好的改善作用。建议多做脚踝屈伸、旋转运动，还可用手按摩脚踝或脚趾。经常做此运动，可使血脉通畅，对养肝和养肾有很好的效果，对高血压和脑中风后遗症有辅助治疗作用，还能起到防治下肢血栓等作用。

具体方法是：端坐，一只手握住脚踝，另一只手握住脚掌，缓慢转动；也可以脚尖着地，以脚踝为轴进行转动，缓慢匀速转动，每次5～10分钟即可，早晚各1次；还可以坐在椅子上或床上，一只脚着地，另一只脚略微伸直，配合呼吸活动脚踝及脚掌，即呼气时脚尖尽量向下压，吸气时脚尖尽量往上钩，呼吸速度不宜太急，两脚各做10次（多做不限）。

转动脚踝白天随时可做，而且有胃、胆、膀胱、脾、肾、肝之病的人都可以采用推、拿、搓、揉等手法来按摩脚踝，以畅通气血，祛病延年。

女人以肝为本，从“肝”调理出活力美女

民间有句话是“男怕伤肝，女怕伤肾”。而实际上，肝脏对于女性来说，更为重要。中医早有“女子以血为本，以肝为先天”之说，女人只有气血充盈，才能令头发亮泽，面容姣好，肌肤靓丽。另外，女性还有个明显的特点就是“情绪化”、“女人的心，六月的天，说变就变”。中医理论中，肝主情志，因此肝脏功能与女性健康的关系最为亲密。

在最近的流行病学调查中，从女大学生、女白领到更年期女性，她们中处于亚健康的人数比例较高。其症状多表现为忧郁、焦虑、烦躁、失眠等各种慢性心理应激症状，以及月经的异常。这些与中医的肝藏血、疏泄失常，致气机不畅、情志不舒有着密切的关系。所以，调理好肝脏，能让女性更加快乐健康。

补血养血经典方：四物汤

四物汤是补血养血的经典方剂，中医学界的人对此完全可以用耳熟能详来形容。

四物汤是由当归、川芎、白芍和熟地四味中药组成，其中又以当归、熟地黄为主药。熟地黄含有甘露醇、维生素A等成分，与当归配伍后，可使当归补血活血疗效增强，能对付女性脸色苍白、头晕目眩、月经不调、量少或闭经。

中医认为四物汤主要调理肝血，因为肝脏具有储藏血液和调节血量的功能，就像人体“血库”一样。当人体需血量增加时，肝脏就把储藏的血液排出来，以满足机体的需要。

如果肝脏有病，藏血的功能失常，就等于“血库”枯竭了，根本不能满足人体的各项功能。比如，不能充盈血海，则妇女月经量少，甚至闭经；若是肝失疏泄，就像“血库”漏水一样，则藏血不固，易引起出血病变，如衄血、妇女月经过多或崩漏等。

四物汤一个很大的特点是，随着四味药物的比例不同，四物汤可以发挥广泛的功能。如重用熟地黄、当归，轻用川芎，则是一个补血良方；当归、川芎轻用或不用时，可以帮助孕妇保胎；重用当归、川芎，轻用白芍，则能治疗月经量少、血瘀型闭经等。

如果在四物汤中加上一两味补气药，如黄芪等，补血效果就更好了。比如有些人单用阿胶、当归等补血药，服了很久却总不见效，原因就是缺少补气药物的配合。中医认为，气行则血行。所以有形之血生于无形之气，补气能够生血，更能够促进补血药发挥作用。

四物汤不仅适合血虚之人，也适合正常人补血防衰老之用。对一些压力大、以脑力劳动为主、平时缺乏运动的知识女性来说，也是一个好方，它可以防治过度用脑所致的心力交瘁，阴血暗耗，大便不通。

最后特别强调，尽管四物汤是补血的基础方，又是调经的基础方，但最好请中医师把握剂量和比例。

鸡入肝经，补肝血很好

《易经》曰，巽为鸡，东方风木之畜也。那么东方日出的地方，呼应日出最早的那个动物就是鸡，鸡叫得最早。巽为木，木对应肝脏，所以吃鸡肉是入肝经、补肝血的。民间在女人产后，常炖一只母鸡来补身子。这是为什么呢？女主血，“血”决定了女人一生的健康，女人在顺产的时候，会出很多血，中医认为肝藏血，这流的都是肝血。女性来月经时，当她流失很多血的时候，也可以炖点鸡，让自己肝气、肝血补得旺一点。还有女性到了中年，上有老、下有小，经常会感到力不从心。于是身体渐差、花容日衰、面容憔悴无光，这时也要补肝血。

李时珍说：“鸡属木而骨反乌者，巽变坎也，受水木之精气，故肝肾血分之病宜用之。”

可见乌鸡是女性补肝血的佳品。中医学认为，乌鸡性平、味甘、无毒，归入肝、肾经，具有补肝肾、补益气血、退虚热、调月经、止白带等功效。《本草纲目》中说乌鸡“补虚劳……益产妇，治女人崩中带下，一切虚损诸病。”

现代医学研究证实，乌鸡的药用价值相当于普通鸡的3倍，它含有人体不可缺少的赖氨酸、蛋氨酸和组氨酸，特别是富含极高滋补价值的黑素，有滋阴补肾、养血填精、益肝补虚的作用，是青、中、老年女性养颜润肤、永驻青春的绝佳补品。

用乌鸡进补时可单用，也可与其他补药配合应用，做成食疗药膳，特别是与红枣或者山药一起配合，具有非常好的补气益血作用。

乌鸡山药红枣汤的做法是：准备乌骨鸡1只，山药、枸杞子、红枣、当归、生姜、盐各适量。将乌鸡去毛与内脏，洗净后切成块，山药去皮洗净，也切成块，将生姜拍碎，三者同入砂锅内，加入清水，水量以淹没食材为宜。大火烧沸后，加入红枣、当归，转小火炖煮1.5小时左右，再加入枸杞子煮5分钟，最后加盐调味即可。

乌鸡山药红枣汤口感佳，滋补作用明显，体质虚弱者可以经常吃。

乌鸡虽好，但多食能生痰助火、生热动风，故体肥及邪气亢盛、邪毒未清（如口疮）和患严重皮肤病者宜少食或忌食，患严重外感疾患时也不宜食用。另外，胃酸过多的人、胆道疾病患者、高血压患者、血脂异常患者、肾功能不全的人一般不宜喝鸡汤。

乌鸡也可以与首乌、黄芪一起煲汤，做成首乌黄芪乌鸡汤，取乌鸡肉200克、制何首乌20克、黄芪15克、红枣8颗、盐适量。将制何首乌、黄芪洗净，用纱布包好，红枣洗净，去核。把乌鸡肉洗净，去脂肪，切小块，入沸水焯烫，去血水，捞出沥干水分。把纱布药包及红枣、乌鸡肉一起放入砂锅中，加适量清水，大火煮沸，转小火煮2小时，去药袋后，加盐调味即可。此汤能够补益气血，还可用于女性月经不调、产后补养。

所以现代人总是在吃鸡，却不弄清楚自己的体质，不管自己的肝气是虚还是实。肝火旺为实证，你就不能吃鸡。还有很多女性不是不来月经，是月经总是提前，甚至一个月来两次，这可能是肝气太旺了。你如果还天天一只老母鸡，还吃烤鸡，就会适得其反，不仅不会调理身体，还会使病情变得严重起来。

眼睛干涩是通病，补肝血才是正道

明朝张景岳说“医易相通，理无二致”；“易具医之理，医得易之用”。可谓医易相通，相得易彰。《易经》中说：“离为目。”“为火。”火生热，我们掉下的眼泪都是热的。火生燥，《黄帝内经》中指出“燥胜则干”。我们的眼睛经常受到燥火的“煎熬”，会产生干眼症，出现干涩、烧灼感、红痛等征象。

现代医学研究证实，眼睛干涩的主要原因是泪液分泌减少。泪液是由两眼外上角的泪腺分泌的，随着眼睛的活动涂抹在眼球表面，保持眼睛的滋润和光滑。

泪液的减少是现代人的普遍特征。泪液在压力紧张状态下难以流出，而且夜间减少。泪液也随着年龄的增加而减少。久视伤肝血，每天长时间使用电脑的人当中，约一半会感到眼干。再加上使用暖气、空调造成的干燥，常会使眼睛变得干涩、红肿甚至充血。

肝主藏血，可以涵养肝气，濡养肝及筋目。肝开窍于目，双眼受到血的给养才能视物。而过度用眼，会使肝血亏虚，使双目得不到营养的供给，从而出现眼干涩、看东西模糊、夜盲等。因此，解决干眼症还得从源头上调理，须从补肝血上下功夫。

养眼在静动之间

我们常用“水汪汪的眼睛”来形容某人生得灵气动人。其实，健康的眼睛是水火交融的。正是因为现代人整天盯着电脑、电视、手机、平板，使得眼睛水分的蒸发量增加，这样火就过旺了，干眼症就潜伏在人体中了。

我们知道，动养肝气，静养肝血，肝脏一动一静，维持自身的阴阳平衡。《黄帝内经》中说“肝开窍于目”，“肝气通于目。”也就是说目的视力有赖于肝气之疏泄和肝血之营养。

气为阳，血为阴；动生阳，静生阴。所以，我们养眼也是在动静之间，一动一静，促进眼部的气血循环，什么眼疾都会逃之夭夭。

明朝万全撰写的《养生四要》中指出：“目者，神之舍也。目宜常瞑，瞑则不昏。”静生阴，血属阴，养阴以生血，因此，我们在阅读和上网的过程中，应该随时随地闭目休息一下眼睛。闭目有两个好处，第一是养眼，使人眼睛不干涩；第二就是养神，因为眼睛是肝神出窍的地方，闭目会使神内敛，不会耗散太多。如果眼睛不常闭的话，对人身心的损伤是很大的。

明朝的冷谦在《修龄要旨》中说道：“目宜常运。”清朝马齐的《陆地仙经》也说：“运睛除眼翳。”就是告诉人们眼睛要多动才不易发生眼疾。动生阳，气属阳，有了气的推动，眼部的血液循环才能通畅。动养的方法有很多，比如用眼每隔2小时就眨眼5～10次，也可呈“W”形转动。或者早晨醒后，先闭目，眼球按顺时针、逆时针方向各旋转10次；然后睁眼坐定，依次看左上角、右上角、左下角、右下角反复四五次；晚上睡觉前，先睁目运睛，后闭目运睛各10次。或是经常打乒乓球，对视力也有恢复调整功效。

眼睛疲倦时，也可以按摩眼眶处，泪腺正位于外侧上方，按摩能帮助泪腺分泌。

另外，热敷有温经散寒、活血通络之功，也能帮助泪腺的分泌。因此，久坐空调房、久用眼的朋友不妨经常敷眼，既可以缓解眼睛疲劳，又可以促进眼部血液循环，预防干眼症。真是一举两得。

用热毛巾热敷眼睛，每天1～2次，每次10分钟即可。或将杯中盛满温开水，净手后往眼珠上撩水20下，注意撩水的过程眼睛要睁着，水的温度以眼睛感到舒适为宜。或用茶水熏眼，熏时用手捂住杯口，以防热气过快散失。

食养补肝血

谈到肝血之营养，中医有“以脏补脏”的理论，我们可以适当吃些猪肝、鸡肝等动物肝脏。在中药里，当归、白芍等可以补血，菊花、枸杞子则有明目之功效，经常用眼的人可以将其泡水代茶饮。

肾属水，肝属木，水生木，故有“肝肾同源”之说。所以，养好肝也要养好肾。

长期久坐用眼，除双目供血不足外，颈椎、腰椎也会产生劳损，总得不到缓解，会对肝脏、肾脏都造成损害。这种情况下，出现双眼疲劳、视力下降，甚至面色萎黄、头晕眼花、易疲乏的症状，也就不奇怪了。这是属于肝肾阴虚了。

那么，此时可以用鸡肝搭配银耳、枸杞子一起煲汤喝。鸡肝能补肝肾，用于肝虚目暗；银耳能强心健脑、滋阴补肾、补气和血、嫩肤美容；枸杞子可滋补肝肾，益精明目，三味配伍功效倍增。不管视物模糊、两眼昏花，还是面色憔悴、易疲劳，这些都可以通过这一美味价廉汤得到缓解。

心情不好没胃口，疏肝是关键

每个人一生当中，或许都会遇到这种现象：心情不好的时候，再饿也吃不下饭，怎么咽也咽不下去……

秦女士不知道怎么是好：丈夫这一个月来心情很糟，而且在接下来的一个月，丈夫肩上的压力更大。看见丈夫只吃一点点米饭，还说自己不饿，她就做了丈夫最喜欢吃的番茄炒鸡蛋，以前丈夫会将它一扫而光，可现在丈夫只吃了一点点番茄。看见丈夫慢慢憔悴下去，她好心疼……

其实，心情不好与食欲不振这两者是有联系的。中医讲肝克脾，我们知道，肝是主情志的，人的心情不好，容易导致气机不畅。气机不畅的话，脾就不健运，人就没有胃口，吃饭也吃得少，浑身没有力气。

中医认为肝具有疏泄功能，即能够调畅全身气的运行状态，促进各脏腑功能活动，推动全身气血津液运行，从而增强脾胃的消化和传输功能。

所以，心情不好没有胃口时，首先要疏肝理气。肝气畅了，气血就通了，人就有活力了，烦恼也会抛到九霄云外。

宽胸法

坐位，右手虚掌置于右乳上方，适当用力拍击并渐渐向另一侧移动，来回10次。以两手掌交叉紧贴乳上，横向用力擦动20次。两手掌虎口卡置于两腋下，由上向下沿腰侧至髂骨，来回推擦，以热为度。可宽胸理气、通畅气机。

疏肋间

坐位，两手掌横置于两腋下，手指张开，指间距与肋骨的间隙等宽，先用右掌向左分推至胸骨，再用左掌向右分推至胸骨，由上而下，交替分推至脐水平线，重复10次。注意手指应紧贴肋间，用力宜均匀，以胸肋有温热感为宜。此法可理气疏肝。

擦侧腹

坐位或仰卧位，两手掌分置于两胁肋下，同时用力斜向小腹推擦至耻骨，往返操作20次。此法可健脾理气。

理三焦

坐位或仰卧位，双手四指交叉，横置于膻中穴（两乳头连线之中点），两掌根按在两乳内侧，自上而下，稍用力推至腹股沟，共推20次。此法可通利三焦、理气养肝。

振胸膺

坐位，先用右手从腋下拿捏左侧胸大肌10次，再换手如法操作。两手手指交叉抱持后枕部，两肘相平，尽力向后摆动，同时吸气，向前摆动时呼气。一呼一吸，操作10次。此法可理气宽胸，振奋胸中阳气。

叹息法

全身放松，先深吸气后，再尽量呼气，在呼气时发出“嘘”音，并尽力瞪目，重复10次。此法可疏肝理气。

心肾相交法：赶跑失眠睡意浓

人体在正常情况下，气血通达，阴阳调和，心肾相交，阳入于阴则寐。

中医认为，失眠是由于人体营卫失和、阴阳失调所致。兴奋是指生活中动态的活动，例如工作、运动、思考、高兴等；而抑制是指生活中静态的活动，如休息、睡眠、忧虑、悲愤等。

说到底，失眠就是因为阴阳不和造成的，神不守舍而卧不得安。神不守舍多为七情所伤，即恼怒、忧思、悲恐、惊吓而致气血、阴阳失和，脏腑功能失调，以致心神被扰，神不守舍而不寐。

这一点是很好理解的。但凡睡不着觉的人，心里总是有事的样子。肝是主管情绪的，肝木生心火，情绪不好，心火易怒，心神多乱，人则不寐。

解决失眠的根本方法是调和阴阳。中医常用心肾相交之法。所谓“交心肾”，意思是心主火、为阳，肾主水、为阴，只有“心肾相交”“水火相济”，才能维持机体处于阴阳相和的正常状态。

判断自己是否失眠

中医认为，当人体心肾之间的阴阳水火平衡关系失调时，就会出现失眠多梦、心悸怔忡等症状。判断自己是否失眠，可依据睡眠时间不足，或睡得不深，分为以下三种：

1. 起始失眠：是入睡困难，要到半夜才能睡着，多由精神紧张、焦虑、恐惧等引起。

2. 间断失眠：是睡不宁静，容易惊醒，常有噩梦，中年人脾胃不好，消化不良，常易发生这种情况。

3. 终点失眠：容易入睡，但半夜醒来后就睡不着了，老年人高血压、动脉硬化、精神抑郁症患者，常有这类失眠。

失眠的三类原因

从阴阳角度来看，阳盛之体表现出多动、生机勃勃、乐观和积极，阴盛之体表现为多静、悲观和消极。阳盛之体缺阴，不易入眠，阴盛之体缺阳，则不易清醒。

一般而言，失眠的原因可分为三类。

一是老年人多静少动，体质上多阴少阳，晚上不能睡是一种自然的生理现象。因此，老年人白天可以适当运动，动则生阳，使人阴阳调和，睡得安稳。

二是青壮年多呈现两个极端，脑力劳动者阳盛过极，生活过于散漫者阴盛过极，阴阳调节失衡，都会造成失眠。有很多年轻人经受不住挫折，情绪变得消极，使得大脑皮质长时间进入阴（抑制）状态，形成阴阳失调，成为失眠的原因。解决方法是多按摩心经和肾经上的穴位，以交通心肾。

三是青少年生活作息不规律，破坏了体内掌管睡眠的生物钟，也会造成失眠。所以一定要养成按时睡觉的好习惯。

失眠的按摩方法

我们应该着重运用交通心肾、调节气血的手法。所以，大家尤其要按摩心经和肾经上的穴位。

补心气安神可以用拇指按揉以下穴位：内关、神门、三阴交。内关穴位于掌心面，手腕横纹上2寸（每个人自身大拇指的宽度为1寸），掌长肌腱与桡侧腕屈肌腱之间。神门穴位于手腕内侧，小指延伸至手腕关节与手掌相连一侧的腕横纹中，屈肌腱的桡侧凹陷处。三阴交穴是脾经、肾经、肝经交会之处，是调养气血的特效穴。三阴交穴位于小腿内侧，足内踝尖上3寸（约4横指宽）可以摸到胫骨，它就在胫骨的内后方。这三个穴互相配合，每天按揉5～10分钟，就可以起到安神定志的作用。

根据中医辨证的不同，还可以添加不同的按摩手法：如果平时易生气，是心情烦躁、暴怒引起肝郁化火型失眠，可以用手掌心揉擦脚掌心，即我们常说的涌泉穴（位于足心，在足底前三分之一交界处正中）。这样可以引火下行，平抑肝火。

如果平时多表现面色潮红，感觉手心发热，多属阴虚火旺型，可以揉捏肾经上的太溪穴。太溪穴位于足内侧，内踝尖与跟腱之间的凹陷处，用拇指点按可以安心睡眠。

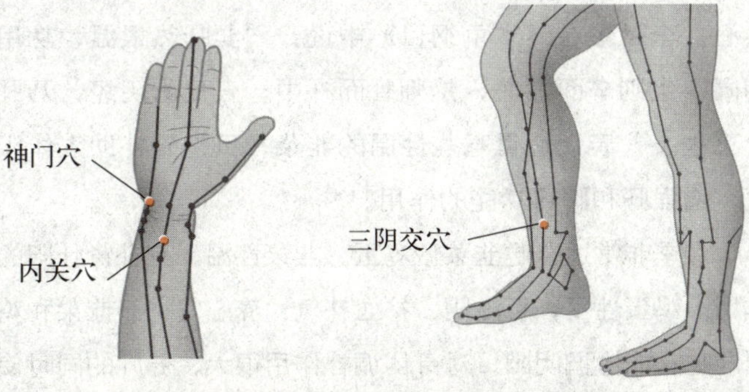

春笋、荠菜、韭菜：春季养肝的“吉祥三宝”

春季内应肝木。肝气疏泄、条达、舒畅，是肝的生理特点之一。春季绿意盎然，中医讲绿色入肝。因此，春季多食用时鲜蔬菜，如春笋、荠菜、芹菜、菠菜、青椒等绿色食物，对养肝很有好处。另外，唐朝医学家孙思邈说：“春七十二日，省酸增甘，以养脾气。”春季阳气生发，宜食辛甘发散之品，以适应春季肝阳生发的特点。在饮食方面，应食用葱、生姜、韭菜、蒜等，以温补阳气，抵抗外邪侵入。

二三月宜食韭

有个成语叫“早韭晚菘”，初春的韭菜和秋末的菘菜（菘菜即白菜），就是告诉人们吃应时的蔬菜口味最佳，作用最强。

唐朝孙思邈在《千金方》中提倡的“二三月宜食韭”，是很有道理的。韭菜被称做起阳草、长生草，有提神止汗、补肾温阳、益肝健胃、行气理血、润肠通便之功效。比起其他季节，初春时节的韭菜味道更馨香、鲜嫩、柔润。李时珍在《本草纲目》中说：“韭叶热根温，功用相同，生则辛而散血，熟则甘而补中，入足厥阴经，乃肝之菜也。”春天适量吃些性温的韭菜，可起到补助人体阳气，增强肝和脾胃功能的作用。

春季非常适合吃韭菜炒鸡蛋。韭菜性温，有补肾壮阳的作用。鸡蛋性平，可滋阴、补血补气、养心安神。韭菜和鸡蛋同吃，能协调阴阳，对身体调补作用很大，养肝的同时使人更具活力，是春季的首选。韭菜和鸡蛋的营养也可相互取长补短。如韭菜中含有的纤维素比较粗，容易刺激胃，引起“烧心”，而鸡蛋中的蛋白膜可将韭菜包裹起来，减少韭菜对胃黏膜的刺激。

韭菜炒鸡蛋的适用人群很广，尤其是气虚血虚、大便干燥的人更适合吃。但是如果胃不好，如胃溃疡、腹泻的人就要少吃。两者虽是绝配，但也不要天天吃，隔三岔五地吃一顿就可以了。

阳春三月吃春笋

有一句成语叫做“雨后春笋”，常用来比喻事物成长之繁与快。确实如此，阳春三月，细雨蒙蒙，在春雨的浇灌下，竹林青翠，春笋破土而出。春笋脆嫩可口，鲜美无比，被誉为“蔬中珍品”，有“尝鲜无不道春笋”之说。

一代文豪苏东坡是个著名的美食家，他嗜笋是人所共知的。他在诗中写道：“可使食无肉，不可使居无竹。无肉令人瘦，无竹令人俗。又云：“天下风流笋饼餤，人间济楚蕈馒头。”

春笋蓄积了一定的阳气，有生发作用。中医认为，春笋味甘性寒，具有利九窍、通血脉、化痰涎、消食胀等功效，还能清胃热、肺热，安神，可改善支气管炎痰多之症。咳嗽多痰、胸膈不利，常吃凉拌笋有益；芝麻油焖笋，能化痰消食；食用竹笋烧肉，可滋阴益血；春笋煮粥，可治胃肠有热、小便不利、大便不畅，还对久泻形成的脱肛有很好的疗效；小儿患麻疹，可食嫩笋尖做的汤，使麻疹出透，缩短病期。

现代医学则认为，笋含有丰富的纤维素，有促进肠道蠕动、帮助消化和排泄的作用。有人形象地比喻“吃一餐笋要刮三天油”。因此，常吃笋可防治血脂异常、高血压、冠心病、肥胖症、糖尿病、肠癌及痔疮等病症。

吃春笋也有讲究，一根春笋，根据其各个部位鲜嫩程度的不同，可分开食用：

嫩头：可用来炒食，或作为肉圆、馅心的配料。

中部：可切成笋片，炒、烧或作配菜。

根部：由于质地较老，可与肉类、禽类一起煲汤。

炒笋时最好先用沸水把笋烫5～10分钟，这样既可以高温分解大部分草酸，又能去涩感，使味道更鲜美。同时，吃笋时尽量不要和海鱼同吃，避免引发皮肤病。

但是，有过敏体质的人吃春笋时要小心，因为吃多了很容易诱发哮喘疾病、过敏性鼻炎、皮炎和荨麻疹。吃的时候最好先少尝一点，如有过敏反应，应该马上停止。即使是普通人，新鲜竹笋也不宜多吃，每人每餐最好不要超过半根。因为古人说，“食笋者比如治病，得法则益人，反之则有损”。

三月三，荠菜当灵丹

“城中桃李愁风雨，春在溪头荠菜花。”这是南宋诗人辛弃疾描写荠菜的一首小诗。春天来了，荠菜绿了。在北方一望无垠的麦田里，每到春初，荠菜就绽开了美丽的白色小花，送出一阵阵的清香。

春节之后的两个月是吃荠菜最好的时间。这时的荠菜有一种淡淡的清香，棵肥叶嫩，吃入口中，给人带来一种清淡舒适的美感。

荠菜，又称护生草，有明目、清凉、解热、利尿等功效，可降血压，治消化不良、腹泻、鼻出血、咯血、功能性子宫出血、痢疾等，常吃可预防中风，延年益寿，故古书中称荠菜为“百岁羹”。民间常吃荠菜，既利健康又防病，故谚曰：“三月三，荠菜当灵丹。”

荠菜的吃法有很多种，可拌、可炒、可烩，可做汤，还可以包水饺。

著名语言文字学家黄侃有次与学生讲《说文》，说了“荠”字之字形、音韵、训诂，最后忽然说：“你们记着，荠菜馅的饺子最好吃！”学生们大笑，于是对这个“荠”字有了深刻的印象。

荠菜馅饺子的制作方法很简单：荠菜、饺子皮、猪肉馅、调味品各适量。将荠菜洗净，切细备用；猪肉馅加荠菜、食盐、酱油、胡椒粉、姜末拌匀，加适量清水搅成糊状，再放葱花、麻油拌匀成馅备用。将荠菜馅放入饺子皮包好，锅内放适量清水煮沸后，下饺子煮熟即可。

春天的芹菜是天然的“降压药”

春天的天，娃娃的脸。前几天还是艳阳高照，气温一路飙升，转眼老天一变脸，气温又迅速回落。气温的剧烈变化，也会引起人体血压的剧烈变化。因此每到春天，原本一直控制得不错的血压开始变得不稳，早上起来总有晕晕的感觉，还有一些高血压患者自己随意减药，引起血压飙升，差点中风。

原来，春天肝气旺盛，肝阳易上亢，是“百病发作”的季节，“春气者，诸病在头”。到了春天，凡肝阳上亢的人，血压易波动而升高，特别容易出现头痛、眩晕。因此，患有高血压的朋友应该在医生的指导下坚持对症“择时”服药（根据自己一天中血压变化的规律及血压高峰出现的时间，一般在血压高峰出现之前1～2小时服药），并要注意饮食，吃出一个健康的春天来。

说到吃，高血压患者首选春天的芹菜。其一是顺应天时来养肝，比起其他季节的芹菜，春天的芹菜对肝脏的补益作用更大。因为大多数高血压的病因与肝相关，所以，吃芹菜有利于降低血压。其二，高血压患者春天易犯病，所以更要保养肝。

绿色降压良药——芹菜

中医认为芹菜性凉，味甘、辛，归肺、胃、肝经，具有清热、除烦、平肝、消肿、健胃、利尿、净血、调经、降压、镇静之功效，主治高血压、头痛、头晕、暴热烦渴、黄疸、水肿、小便热涩不利、妇女月经不调等病证。现代医学认为，芹菜降血压、降血脂的作用良好。芹菜含铁量较高，能补充妇女经血的损失、养血补虚。特别是老年人，经常吃点芹菜可刺激胃肠蠕动，利于排便。

美国芝加哥大学的研究人员通过实验发现，芹菜中含有化学物质3-丁基苯酞，对治疗高血压有显著效果。每天吃2棵芹菜，约1周后即可使患者的血压明显下降，并可使血液通畅，有预防心血管病的作用。

选购、保存芹菜的方法

1.质量最好的芹菜应是新鲜、松脆、清洁、长短适中、肉厚、质密并且菜心结构完好，分枝脆嫩易折。叶柄软化的芹菜表现萎蔫不脆和髓化现象，小而硬的分枝往往多筋或木质化。

2.芹菜择洗干净用保鲜膜包好放在冰箱冷藏，可存放1～2周，但最好食用新鲜的，以减少营养素的流失。

芹菜的降压吃法

如何吃才对降血压更有效呢？常用方法有：

● 最好榨汁喝或凉拌吃

芹菜含有多种维生素，其中维生素P可降血压。但是芹菜的降压作用在炒熟后并不明显。所以，降压最好是凉拌着吃或榨汁喝。

榨汁：用500克鲜芹菜，去根和黄叶，洗净切碎，挤榨汁，早晚饮服。短则几个星期，长则几个月，就能获得降低血压或达到理想血压的效果。

榨汁加蜜饮：新鲜芹菜适量，挤榨汁过滤后，在汁内加入同等量的蜂蜜，加热搅匀，每天早、中、晚各饮一次，每次40～50毫升。此法不仅可以降血压，同时对结石、前列腺炎、皮炎有良好的效果。

凉拌：鲜芹菜适量，去根和老茎，切成小段，沸水焯一下，然后马上过凉水，最后加醋凉拌即可。

● 制汤热饮

代茶饮：把250克鲜芹菜去掉根和黄叶，用水洗净切碎后加水煮沸，每天早晚各饮一次，每次100毫升，直至血压降到理想标准为止。

芹根枣饮：芹菜根100克，大枣20～30颗，水煮，吃枣喝汤，既可降血压，又可防治动脉硬化。

● 做菜就餐吃

芹菜炒肉丝，这是家常菜，既防治高血压，又补充人体营养。

芹菜煮粥：以芹菜根150克，洗净切碎，同100克大米煮成粥，每天早晚服食。此法能清肺平热，对高血压、动脉硬化等均有辅助治疗作用。

● “烤”着吃

高血压患者要常吃芹菜。但是，他们可能会没吃几口就吃不下去了，那是因为芹菜的含水量很大，容易产生饱腹感。但如果烤着吃的话，就可以相对多吃一点，而且换个做法吃，也不会觉得那么厌烦。

国外相关研究显示，烤芹菜时散发出的浓浓香气，就是芹菜中最重要的疗效成分——二氮苯。二氮苯的最大作用是预防血栓形成，因而对血栓造成的心肌梗死和脑梗死有预防作用。此外，二氮苯还能迅速分解脂肪以及蛋白质，所以吃烤芹菜还有助于减肥和促进代谢。糖尿病患者每天吃点烤芹菜，其中丰富的膳食纤维能够使糖分的吸收转慢，防止食后血糖迅速上升。

烤芹菜的做法很简单：将一大根新鲜的芹菜洗干净后，擦干表面的水分，再切成4～5厘米的小段，较粗的部分可切薄一点。然后放进微波炉中，用弱火烤制，当芹菜烤成淡褐色时就可以了。如果你想让口感好一点，可以在吃之前加一些柠檬汁调味，不仅能消除烤制时的异味，还可以为菜肴中补充因加热损失的维生素C。至于吃的分量，每天约60克即可。

最后还要提醒大家，不要把芹菜叶摘掉抛弃，这是不科学的，营养成分——绿叶素都在芹菜叶中，叶比茎营养价值更高。所以，在食用时除烂、黄叶摘掉外，茎叶最好同食。

春季是高血压容易反复的季节，高血压患者除选择有降压作用的食物外，饮食需要定时定量，不饥不饱，不暴饮暴食，以免气血失常，造成脑血管意外。在安排性生活时应首先考虑血压状况，如处于不稳定期则应注意休息，待药物有效控制血压后再适当安排。睡前应避免精神兴奋、情绪激动和环境吵闹，不要娱乐、交谈或看书太久。改变体位时应动作缓慢，避免如久蹲后快速站起、睡醒后突然下床、猛然转头等剧烈动作，以免晕厥、摔伤等意外事故。

细说苦瓜在滋肝补肾中的妙用

说起苦瓜，很多人会想到其降血糖、降火的作用。一说到糖尿病，很多人说其是肾病，有人说病因在肝。其实，糖尿病、高血压、中风发生的根本病机都是肝肾阴虚。肝为木，肾为水，根据水生木的关系，且中医有“肝藏血、肾藏精、精血同源”之说，所以，这些病都需要肝肾同治。

民间相传苦瓜有一种“不传己苦与他物”的特点，就是与任何菜如鱼、肉等同炒同煮，绝不会把苦味传给对方，所以有人说苦瓜“有君子之德，有君子之功”，被誉为“君子菜”。

中医学认为，苦瓜味苦性寒，归心、肝、脾、胃经，具有清热消暑、养血益气、补肾健脾、滋肝明目的功效，对治疗痢疾、疮肿、中暑发热、痱子过多、结膜炎等有一定的功效。一般以煎汤或煅压后研末内服，外用捣敷。对糖尿病患者来说，常吃苦瓜有较好的调节血糖作用。由于苦瓜具有解暑、抗菌消炎、降压、减肥、调节血糖、降脂等方面的食疗价值，已经越来越受人们的青睐。

糖尿病、高血压，一根藤上的“两个苦瓜”

医学专家做了大量观察研究，发现一个与高血压病和糖尿病都有关的原因，叫做“胰岛素抵抗”。因此，糖尿病与高血压都植根于“胰岛素抵抗”这同一土壤上。所谓胰岛素抵抗，是指胰岛素作用的靶器官对胰岛素的敏感性降低。如果“胰岛素抵抗”是糖尿病与高血压的“藤”，那么糖尿病和高血压则是这根“藤”上的“两个苦瓜”。

糖尿病与高血压有着千丝万缕的关系，它们互为“祸根”，互为因果。糖尿病患者高血压的发生率高，高血压患者中糖尿病的发生率也远远高于血压正常者。许多人是先发现高血压，再发现糖尿病，有些患者在发现糖尿病的同时发现有高血压，少部分患者先有糖尿病，再发生高血压。如在发现糖尿病若干年后血压逐渐增高，应注意检查肾脏功能。

糖尿病、高血压一旦联手，可相互影响，推波助澜，所带来的后果更为严重。这两者合并后不仅增加了治疗上的困难，而且可使心脑血管病的并发症发生和发展加快。

“吃苦耐劳”降血糖

民间谚语：“人讲苦瓜苦，我说苦瓜甜，甘苦任君择，不苦哪有甜。”

老田今年65岁，50多岁就患上了糖尿病。老田退休后回到了老家田村，在5平方米见方的小菜地里种上了苦瓜。他起早贪黑，辛勤栽种，精心浇灌。从此，他用鲜苦瓜做菜吃，苦瓜成了他餐桌上一道不可缺少的佐菜。使他意想不到的是，一年后血糖降了许多。

那么，是什么灵丹妙药使老田远离了糖尿病之苦呢？是苦瓜。治糖尿病，苦瓜有“植物胰岛素”的美誉，可当菜常吃。苦瓜能降低血糖的原因，在于苦瓜中含有一种类似胰岛素的物质。

那么，糖尿病患者应该怎么吃苦瓜呢？主要有三种方式。

患者可以把新鲜苦瓜洗净、切片、榨汁、去渣后服用，下面就讲一讲如何制作苦瓜汁。

1. 用擦丝器将苦瓜擦碎，用滤茶网或纱布在杯中挤出苦瓜汁。

2. 加入半杯水，水量可以自由调节。

3. 如果怕太苦，可以加入柠檬汁（能稳定餐后血糖，有预防和减少糖尿病并发症的作用），调节口味。

4. 每天喝半杯到1杯即可。

或者喝苦瓜茶，苦瓜茶的制作方法是：

1. 将苦瓜切成1～2毫米的薄片，用平底锅干炒，把水分炒干。

2. 苦瓜炒干后变成褐色。放凉后装入密封罐，在冰箱冷藏室保存，可保存2个月。

3. 加热水浸泡后饮用。每天喝3～4杯即可。

或将苦瓜制成干粉服用，具体方法是：

1. 将买好的干苦瓜洗净、晾干、去壳后，用粉碎机打成粉。

2. 加入纯净水浸泡过夜，隔日过滤，服用滤液。

3. 一般一天服用一次即可，剂量可根据自己的状况自行调整，需连续服用3周以上才可能改善症状。

苦瓜治高血压

传统医学认为，苦瓜味苦，生则性寒，熟则性温。生食清暑泻火，解热除烦；熟食养血滋肝，润脾补肾，能除邪热、解劳乏、清心明目、益气壮阳。所以，熟吃苦瓜可以养肝。上班族久视伤肝血、过度疲劳伤气，就可以经常吃点清炒苦瓜。

上面提到芹菜有降压作用，其实苦瓜也有降压作用。因为苦瓜含有钾，可有效降低血压。所以，高血压患者完全可以用苦瓜和芹菜一起来降压，方法如下。

苦瓜、芹菜各100克，芝麻酱、蒜泥各适量。将苦瓜、芹菜洗净，切成细丝，用沸水焯后，再用凉开水过一遍，沥掉水分。两者同拌，加入佐料调匀即可。每日一次，可连续服用。

苦瓜治病方

● 苦瓜焖鸡翅

苦瓜250克，鸡翅1对，调味品适量。将鸡翅洗净切块，用料酒、姜汁、白糖、盐、生粉等拌匀上浆；苦瓜切成块，放入沸水中烫一下；炒锅放蒜泥、豆豉煸香后，再放鸡翅块翻炒，待熟时，下苦瓜块、辣椒丝、葱段炒几下，然后加半碗清水，用小火焖30分钟，调味起锅即可。此菜可润脾补肾，适用于肝肾阴虚，视力下降，视物模糊等。

● 羊肾苦瓜粥

羊肾1个，羊肉、苦瓜各100克，枸杞子30克，大米50克，调味品适量。将羊肾去筋膜，洗净切丝；羊肉洗净切碎；将苦瓜、枸杞子水煎取汁，加大米、羊肾丝、羊肉碎等一同煮粥，待熟时调味服食，每日1剂。可滋阴降火，平肝潜阳，适用于阴虚火旺所致的阳痿、遗精，或欲念一动即遗精等。

素炒苦瓜丝

苦瓜2～3根，洗净、切开、去子、切丝，放入清水中浸泡数分钟；锅中放油，用小辣椒炝锅，放菜；炒后，加白糖少许，食盐适量，米醋少量；苦瓜丝稍变色便可出锅，可治疗胆囊炎引起的口腔苦涩。

苦瓜拌芹菜

苦瓜2根，芹菜100克，姜末、盐、白糖各适量。将苦瓜洗净，剖开，去子，切成长条，将其放入开水中略煮去苦涩味，再捞起冲凉备用；芹菜择洗干净，焯水，切斜段。将苦瓜、芹菜、姜末、盐、白糖拌匀即可。此菜中两种食材都具有降压作用。

三种人应少吃苦瓜

脾胃虚弱的人少吃苦瓜

因为苦瓜性寒，所以，脾胃虚寒或胃腹疼痛的患者不宜多食。

孕妇要慎吃苦瓜

苦瓜内含有少量的奎宁，奎宁会刺激子宫收缩，引起流产。所以为了慎重起见，孕妇还是少吃苦瓜为好。

低血糖患者少吃苦瓜

苦瓜具有降糖的功能，患有低血糖的人也不宜长期大量食用苦瓜。

怒伤肝，有了火气找“太冲穴”来发泄

肝为“将军之官”，在志为怒。怒伤肝，怒气直接影响着肝。肝经与督脉会于巅（头顶），一个人发怒的时候，气往上冲、血往上涌，被人形容为“脑袋都快气炸了”。

生气指的就是发火，或郁而不发，或干生闷气。我们常用“大动肝火”来形容一个气急之人。而说到肝火，就不得不提“太冲”这个奇妙的穴位了。不管是爱发火还是生闷气，按揉此穴，都能化解你的怒气。

太冲是肝经的原穴，从理论上讲，原穴往往调控着该经的总体气血。

人生气之时，太冲穴便会显现出一些信号，表现为有压痛感，温度或色泽发生变化，对外界更为敏感，甚至于软组织的张力发生异常。而太冲穴就可以充当我们生活中一位睿智的长者，它能帮助我们调节情绪，化解怒气。

气有余便是火

“气有余便是火”是指阳气偏盛，阴液不足，引起虚火上炎症候，阴虚阳亢，气郁化火而产生的肝火、胃火、心火等，强调人体阴阳要平衡就必须滋阴降火。

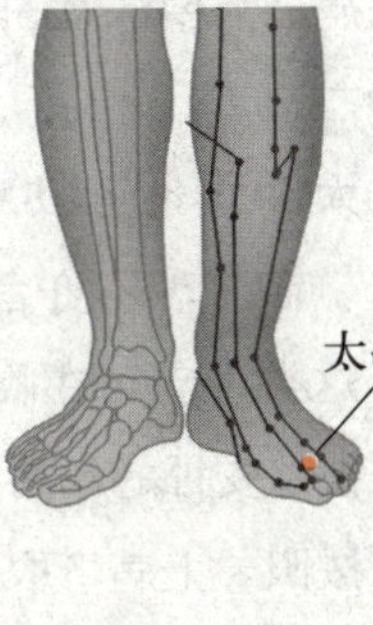

按摩太冲穴“出气泻火”

太冲穴位于大脚趾和第二个脚趾之间的缝隙向上1.5厘

米的凹陷处。若按压太冲穴时有压痛感，那说明肯定有问题，如果没有也不妨多按揉，因为有时麻木、气血不通等也可能导致没有压痛感。

按压这个穴位前，最好先用温水浸泡双脚10～15分钟，再用左手拇指指腹揉按右脚背太冲穴，3分钟后换右手拇指指腹揉按左脚背太冲穴3分钟。反复2～3次，共计10～15分钟。揉按时要有一点力度，以产生酸胀甚至胀痛感为宜。建议可以在饭后1小时进行按摩。按压完后可以喝少量的水，以助代谢。

按摩太冲穴的作用

中医认为，太冲穴有疏肝理气、活血化瘀、行气止痛等功效。人在生气后按压此穴，可以调理肝的疏泄气机功能，从而帮助疏泄、消气，缓解人因为生气引起的一些疾病。而且太冲穴在足部的反射区为胸部，按压同样可疏解心胸的不适感（如胁痛、疝气、心慌、胸闷等），还能很好地预防乳腺疾病。需要注意的是，凝血障碍者慎按太冲穴，孕妇禁按太冲穴。

太冲穴也可以用来治疗失眠多梦。中医上讲“肝藏魂”，若“魂不守舍”则夜晚容易做噩梦，惊醒后难以入睡，这类患者可在临睡前按揉太冲穴10分钟，起到疏肝理气、镇静安神的作用。

按照“上病下取”的方法，太冲穴还能治疗人体的最高处——头部的疾患。如高血压引起的头痛、眩晕、目胀，按揉太冲穴，能起到很好的疗效。

风邪引起的疾患要靠“祛风”来治

春季属木，在天为风，在脏为肝，本是风邪多发之日。加之气温乍暖还寒，人们更易受风邪的侵扰。风池穴是足少阳胆经的重要穴位，也是胆经与阳维脉的交会穴，有疏风解表、平抑肝阳、疏筋通脉、活血止痛、清利头目的功能。风池为风邪聚集的要塞，故以风池命之。风邪在此易化热，又称热府。善用风池可以治疗一切风邪侵袭引起的病变。而中医所讲的风邪又有“外风”“内风”之分，“外风”容易侵袭人体的头面部而造成感冒、颈部酸痛、口眼歪斜等疾病，“内风”则容易引起头痛、眩晕、抽搐、震颤等一系列症状。其中，感冒、颈部酸痛、头痛和眩晕最为常见。

风池穴的取穴方法

风池穴位于后颈部，在后脑勺下方颈窝的两侧，由颈窝往外约两个拇指的左右即是，与耳垂齐平。找这个穴位时，双手四指分开，放在头后上部，这时两个拇指正好在头颈部两侧的凹陷处，即风池穴。

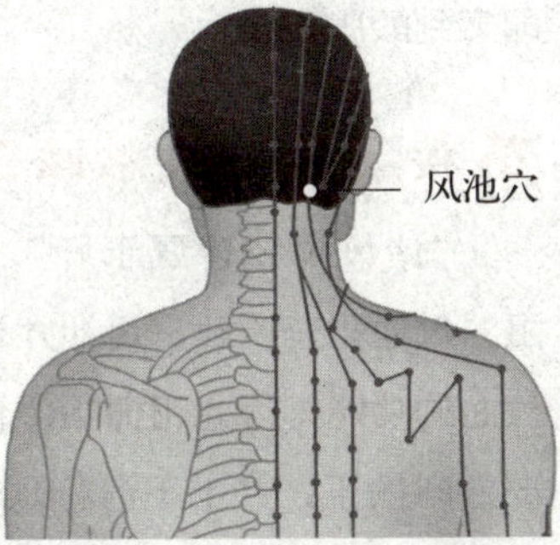

按摩风池穴治感冒

风池能疏风解表，善于治疗感冒。按摩时，可用双手食指、中指分别按住风池穴，用力按压至稍感酸胀，并有发热感，每天坚持，就能收到很好的效果。其中风寒感冒时（发热轻、无汗、鼻塞流清涕）加按太阳穴来通阳散寒，风热感冒时（发热重、有汗、鼻塞黄涕）加搓鱼际穴。

按摩风池穴治头痛

头为诸阳之会，又为髓海之所在，头部经络通畅、气血供应正常，使髓海得以充养。而紧张性头痛、血管神经性偏头痛、青少年性头痛及功能性头痛，中医认为是经脉瘀滞，气血运行不畅所致。

风池穴具有通畅气血、疏通经络的功能，有止痛迅速、效果良好的特点。因此，点按风池穴可迅速止痛。具体方法是：用食指和拇指由轻到重揉100次，双手握拳以食指2～3指骨关节部位点按风池穴10次，每次点按穴位以得气为度，即感到酸胀。

按摩风池穴治眩晕

“诸风掉眩皆属于肝”，眩晕多属肝旺脾虚、痰湿中阻、气逆犯窍所致。风池穴具有平抑肝阳、清热降火、通畅气血的功能，因此用拇指、食指抓住两侧风池穴，往头的内部方向按压，并上下滑行颈部按摩。按压100次左右，至有发热感，每天重复几次，有治疗眩晕的作用。

为了增加功效，实证时加按太冲穴，风池配太冲清肝泻火、平抑肝阳，眩晕得平。虚证时加按百会穴、肝俞穴，以益气养血来定眩。

阳陵泉：防治肝胆疾病和膝痛的利剑

阳陵泉位于膝下外侧，腓骨小头前下凹陷处，是足少阳胆经合穴，筋之会穴。阳陵泉这个穴位名就是根据其所在部位而命名的。足少阳胆经属阳经，膝外侧属阳，腓骨小头部似陵，陵前下方凹陷处经气像流水汇合深似泉，故名“阳陵泉”。

《黄帝内经》上说“胆病者……其寒热者，取阳陵泉”，《针灸甲乙经》中说：“筋急，阳陵泉主之。”所以，阳陵泉穴可用来治疗肝胆疾病，还可治疗膝关节痛。

阳陵泉穴的取穴方法

采用仰卧或侧卧位取穴，仰卧时下肢微屈，在腓骨小头前下方凹陷中取穴。这种方法取穴让人感到舒适，并容易引起经气，得气快、感传好。

阳陵泉穴是防治胆囊炎、胆结石的“高手”

《黄帝内经》上说：“合治内腑。”“邪在腑，取之合。”胆附于肝，内藏胆汁，肝与胆互为表里，在病理上相互影响，故肝胆多同病。

由于胆囊炎或胆结石引起的右上腹部剧烈绞痛者，可自己用点压法止痛。方法为：在右小腿外侧腓骨小头附近寻找压痛敏感点，此点多在阳陵泉穴上。用大拇指点揉按压此穴，力度要适中，让穴位得气，即产生酸胀感，并持续按揉2分钟以上。

肝胆疾病患者，平时也可经常拨阳陵泉穴，以及阳陵泉穴下约两横指（大拇指指间关节横纹的宽度为一横指）处的胆囊穴，起到保健的作用。

拨阳陵泉穴的方法为：坐位，两手拇指分别按于两侧阳陵泉穴，其余四指辅助，先行按揉该穴1分钟，再用力横向弹拨该穴处肌腱3～5次，以有酸麻感为好。此法可疏肝利胆，调和经气。

艾灸阳陵泉穴防治膝痛

《难经·四十五难》云："筋会阳陵泉。"阳陵泉是筋之会穴，为筋气汇集之处，有舒筋壮筋之效，是治疗下肢筋病要穴。

中老年人容易受到风寒的侵袭，造成膝关节局部的疼痛、麻木、肿胀，一到阴雨天，病情就变得严重起来，而艾灸阳陵泉穴可以很好地改善膝痛，消除肿胀。具体操作方法是：取艾条或清艾条1根，点燃后距离疼痛侧穴位皮肤2～3厘米施灸，施灸中艾条要上下或左右移动，以免烫伤皮肤。灸至阳陵泉穴位局部有温热感为止，每天灸2～3次。值得注意的是，膝关节局部灼热红肿、不能碰触的患者忌用此法。

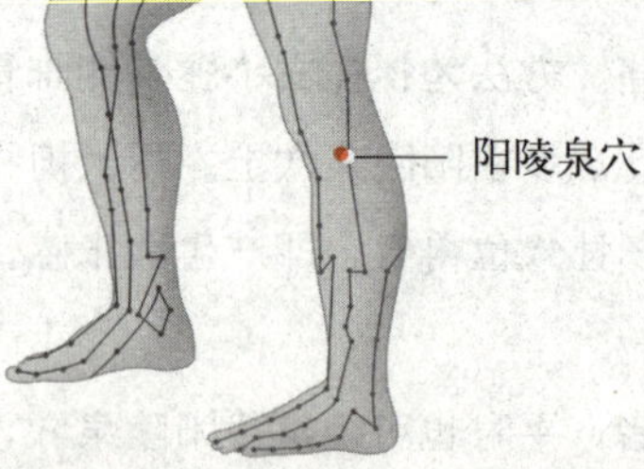

大敦穴：把肝气理顺

大敦穴为足厥阴肝经井穴，具有回阳救逆、温经散寒、理气调血、解痉止痛之功。大敦穴是一个井穴，井穴喻之为水之源头，是经气所发之处。中医有“病在脏者取之井”的说法。因此，此穴可用于治疗相应脏腑病，并具有很强的循经治疗作用。

《玉龙歌》中就记载说：“七般疝气取大敦。”《胜玉歌》也道：“灸罢大敦除疝气。”此穴疏肝理气作用很强，善治因气郁不舒引起的妇科诸症，如闭经、痛经、崩漏、更年期综合征，同时还是治疗男子阳痿、尿频、尿失禁的要穴。

大敦穴取穴方法

取穴时，可采用正坐或仰卧的姿势，大敦穴在足大拇指（靠第二趾一侧）甲根旁0.1寸处。

灸大敦穴治疗妇科病

肝经由大敦穴沿着小腿、大腿内侧依序走到生殖器、肝脏、脑，肝经的经脉循行和肝的功能与女人月经的生理功能有着很大的关系。中医讲肝藏血，所以肝经上的大敦穴能治疗出血症，且主要是下焦出血，像崩漏、月经过多等。处理大敦穴时，经常使用的方法是艾灸。

具体方法是：用手工将艾绒搓捻成中等大小的艾炷，炷高0.5厘米，炷底直径0.5厘米。施灸前将穴位局部用酒精消毒，将艾炷直接放在大敦穴皮肤上，用火点燃，当感到局部灼痛时即用镊子取下残余艾炷，每次5壮。艾灸后，还可以根据五脏的虚弱来按摩配穴。比如脾虚按足三里、三阴交穴，肝肾阴虚按太冲、太溪穴。

此法可以治疗崩漏（非功能性子宫出血）、月经紊乱、月经量多等妇科疾病。

指压大敦穴缓解焦躁情绪

许多人无法早睡，而且醒来时头脑昏沉，整天工作繁忙感到累，但是躺在床上却无法入睡，早上醒来神不清、气不爽，身体倦怠，一点精神都没有，这种症状在30～40岁的人中非常普遍。那么，指压大敦穴就能缓解焦躁，使你神清气爽。

具体方法是：睡前泡脚后盘腿端坐，用左手拇指按压右脚大敦穴，左旋按压10次，右旋按压10次。然后用右手按压左脚大敦穴，手法同前。指压时强压7～8秒，才慢慢吐气。

大敦穴循着肝经向上通于眼和脑，因此指压大敦穴能疏肝理气，使头脑清晰、眼睛明亮，更可以保护肝脏。因此刚醒的早上，不妨在床上加以指压。

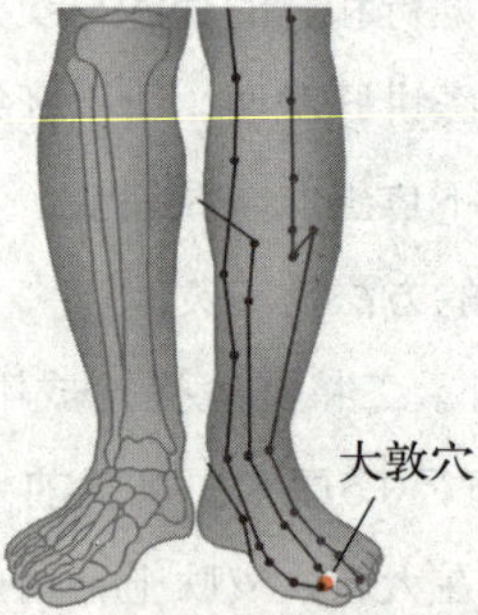

第四章

养脾就是养后天之本

养好脾胃，身体无恙

中医学典籍《景岳全书》中指出："胃强则强，胃弱则衰，有胃则生，无胃则死，是以养生家必当以脾胃为先。"中医认为，脾胃是人的后天之本，营养物质的消化吸收、气血的化生，有赖脾胃的运化功能。气血旺盛，人才能健康。脾胃虚弱，气血不足，肌肉、颜面、五官等失于濡养，人的气色就不好、精神萎靡、肌肉松弛、体质衰弱、多病早夭。现代医学研究还发现，脾胃与人体免疫有莫大的关系，这就说明了脾胃受损易生诸病的道理。所以，养好脾胃是身体健康的保证。

辰时喝点小米粥

脾与胃相连，以脏腑而言，均属土；以表里而言，脾阴而胃阳；以运化而言，脾主运而胃主化。脾胃息息相关。

辰时（早晨7～9点）为胃经当令，辰时对应的生肖是龙，是集中各种动物的优势而成的，这就是告诉你吃饭可以让你变得像龙一样强大，就可以有各种各样的能量。你想，胃经走乳房的正面。乳汁的营养是什么？气血的来源是什么？全是靠吃饭生成的。辰时阳气开始旺盛起来，此时人体的消化功能好，吃早饭很容易消化，因而早餐多吃一点是不会发胖的。如果不吃早餐，到了9点就会出现空运化，出现头晕，长期下去对人体的伤害非常大。所以早饭一定要吃，还要吃好。

小米能补元气，早晨喝点小米粥就很好。《黄帝内经》中说当人久病康复之后不能随意地多吃，也不能吃肉，因为这有可能引发后遗症，或使旧病复发，只要少吃点热粥就好了。

为什么粥对人体有这么好的效果？其实，这都得益于五谷杂粮在其中发挥的神奇效用。

小米就是五谷中的粟米，黄色。黄色入脾，小米有健脾养胃的功效。中医认为小米味甘、咸、性凉，归肾、脾、胃经。《本草纲目》就有小米“治反胃热痢，煮粥食，益丹田，补虚损，开肠胃”的记载。

现代医学研究证实：由于小米不需精制，它保存了许多维生素和矿物质，所含营养成分高达18种之多，含有17种氨基酸，其中人体必需氨基酸8种，氨基酸能促进人体褪黑素的分泌，因而食用小米粥可起到催眠、美容的作用。

对于体弱多病，气血不足，脾胃虚弱的老人、产妇来说，小米可以说是最理想不过的滋补品了。所以说，刚刚生了孩子的母亲，一般都喝小米粥和鸡汤，这是中国几千年的文化，有一定的道理。

时至今日，在中国北方小米粥仍然很受欢迎，老少皆宜。民间还常以小米和大枣一起熬粥，待小米熟烂，再加入红糖，以滋阴养血，治疗产后体虚、多汗，帮助产妇恢复体力。又用小米和山药共同研成细末，加水煮成糊状，再加点白糖，作为小儿的辅助食品，并用以治疗小儿消化不良，大便稀溏。

现代人整天在压力下生活，胃部不适已成通病。每逢吃饭时，没胃口、没食欲成了许多人的口头禅，而各种胃药更是在电视广告中大行其道。其实，有一种健胃消食食品是最绿色也最没有副作用的，那就是小米。在你没胃口、食欲差的时候，小米粥的作用不亚于开胃菜。很多人胃口不好，吃了小米粥后能开胃又能养胃，这样营养跟上来了，气血就充足了。

巳时叩穴步行

巳时是指上午9～11点，这个时候是脾经当令。脾是主运化的，早上吃的饭在这个时候开始运化。我们的胃就像一口锅，吃了饭怎么消化？那就靠动，要迈开双腿。人会得富贵病，很重要的一个原因就是消耗不掉的营养物质在血管内发生淤积，从而导致“三高症”，即高血压、高血糖和高血脂。

另外脾主肌肉，此时锻炼不光养脾胃促消化，而且运动的过程中肌肉的能量得到了消耗，就会迫使脾输送更多的营养过来，这样一来脾的运化功能越来越强，输送营养充足。脾为中土，灌溉四方，生养万物，五脏六腑也会因得到足够的滋养而强壮，疾病自然也就无立足之地了。

有一位百岁老人，身康体健，腿脚灵便，吃得香睡得甜。每天清晨都会在公园出现。一天，有好奇者向老人请教健身长寿之法，答曰：“多走路。”经再三讨教，老先生道出其练习近50年的“叩击穴位步行法”。

叩击穴位步行法，就是边走边叩击穴位，此法简便易行，老少皆宜，能通过穴位疏通经络，畅通气血，既可以预防和改变“步履沉重”的形态，又有利于调和内脏，濡养全身，防病治病。

叩击穴位步行法，主要叩击脾胃经上的足三里、三阴交、血海三个大穴。具体方法如下。

击足三里法。足三里在外膝眼下3寸，胫骨外大筋内，如将手掌按在膝盖上，手指抚于膝下胫骨时，离胫骨外一横指，中指尖处即是。叩击方法是在左脚着地站稳的瞬间，用右脚的足跟由前面绕过，叩击左腿的足三里穴位，同样的，用左脚的足跟叩击右腿的足三里穴位，轮换叩击前行。

击三阴交法。三阴交穴位于内踝尖上3寸、胫骨内侧缘后方。方法是用一只腿的足内侧叩击另一只腿的三阴交穴。两腿交换做。

击血海法。血海穴位于大腿内侧，在膝盖骨内缘上2寸处。叩穴步行时，高抬膝，用同侧手掌或半握拳叩之。左右腿交换，边行边叩击，尽可能做到用高抬膝去迎击手掌。

叩穴步行法，中老年人可根据自己的身体状况，选择上述穴位中1～3个穴位，走一步叩一下，连做3～5分钟，逐渐增至10分钟。叩击的轻重和次数自行掌握。

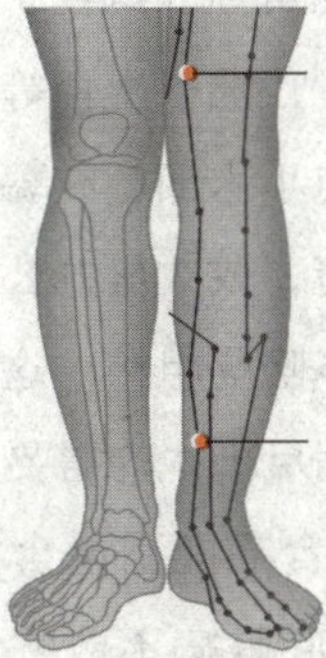

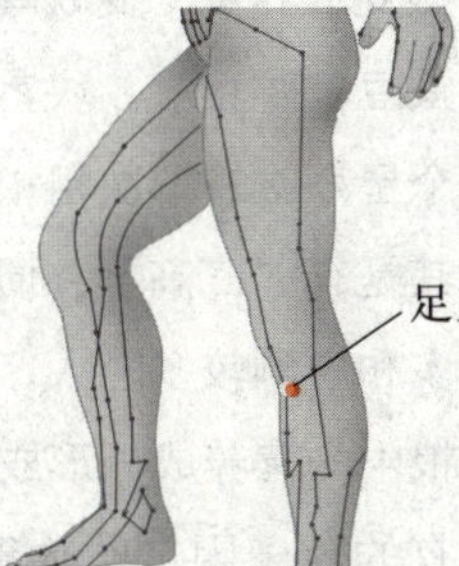

饮食有节，寿与天同

如果说思伤脾，是思虑过度耗损脾胃的话，那么，造成脾胃虚弱的另一个重要原因就是饮食所伤。《黄帝内经》中谈到上古之人“尽终其天年，度百岁乃去”的经验之一就是“食饮有节”。节，就是节度与节制。

平衡饮食

世界上没有哪一种食物含有人体所需的全部营养。而谷、畜、果、菜四个方面的食物，几乎把人们饮食中所有原料全部概括了。但关键是每类食品中的“五”字。

“五谷”、“五畜”（指牛、羊、猪、狗、鸡等禽畜）、“五菜”（指冬葵、豆叶、薤、葱、韭菜等蔬菜）及“五果”（指桃子、李子、杏、栗子、大枣等为代表的水果、坚果类食物）告诉人们，要吃杂一点。即使吃粮食，也不能只吃某种细粮而不吃粗粮，最好粗、细粮混合食用或轮流食用。

粗粮主要包括谷物类的玉米、小米、黑米、高粱、大麦、燕麦、荞麦、麦麸等，杂豆类的黄豆、绿豆、红豆、黑豆、蚕豆、豌豆等，块茎类的红薯、山药、土豆等。大家可以一个星期吃2～3次粗粮，定期吃点小米面、红薯等。中年人尤其是有“三高”、便秘等症状者，或久坐办公室接触电脑较多和应酬较多的人，都要注意多吃些粗粮。这样才能使粗细粮中的营养成分形成互补，以满足机体的需要。

有的孩子因常吃热量高的精制食品而引起食欲减退是得不偿失的，有的人怕患高血压、心脏病不敢吃荤，也有不少人怕长胖不敢吃肉，结果适得其反，反而引起营养代谢障碍。

我们应博取食物，混合饮食，营养互补。如果长期偏食或挑食，使人体的营养失去平衡，就会导致疾病的发生。世界上的很多长寿老人，他们的长寿经验中就有这么一条：什么都吃（指吃得杂），什么都不多吃（指不过量）。

不过，在食物种类的选择方面，要多用清淡素食，少用肥腻厚味。五谷、蔬菜多无明显的寒热之偏，又易消化吸收，不易酿湿生痰，故以素为主是保养脾胃的重要方法。

年高之人，精气渐衰，更应注意饮食的合理调配。谷、果、畜、菜适当搭配，既能适应脾胃之受纳运化，又能补益精气，延缓衰老。

五味调和，相得益彰

五味者，酸苦甘辛咸也。中医认为，酸入肝经，苦入心经，甘入脾经，辛入肺经，咸入肾经。在中医里，常用五味指导诊断和养生康复，颇具特色。

比如，你去看中医时，很多医生会问你是否有“异常口味”，口味即患者口中的异常味觉。如口咸者多属肾虚，因咸味入肾，肾病可使口中咸；口甘多脾胃湿热，因甘味入脾，湿热蕴结脾胃，浊气上泛，故感口甘；口中泛酸多肝胃蕴热，因酸味入肝，肝热之气上蒸于口则口中泛酸；口苦多心火，因苦味入心，心属火，火邪炎上则口中苦。

五味调和，相得益彰，则脏腑各有所归。五脏的功能发挥正常，人体就健康。五味中甘味食物有白糖、大米等，有滋补缓和之力，但过食则壅塞而气滞；酸味食物如乌梅、柠檬、山楂等，有收敛固涩之利，但过食则痉挛；苦味食物如苦瓜、杏仁等，有燥湿、润肠之益，多食则骨重；辛味食物有姜、辣椒、胡椒、桂皮等，有散寒行气活血之功，过食则气散上火；咸味食物如食盐等，有软坚、润下之功，过食则血凝。

若偏嗜某味久必致某脏机能偏盛，破坏五脏的平衡协调，导致疾病的发生。如《黄帝内经》中指出："多食咸，则脉凝泣而变色；多食苦，则皮槁而毛拔；多食辛，则筋急而爪枯；多食酸，则肉胝䐢而唇揭；多食甘，则骨痛而发落。"意思是说：多食咸味的，能使血脉流行凝涩不畅，而且面色变黑；多食苦味，能使皮肤枯槁，毛发也会脱落；多食辛味的，就会导致筋脉劲急，指甲也会枯槁不坚韧；多食酸味的，能使肌肉变厚皱缩失去弹性，而嘴唇也会掀起；多食甜味的，能使骨骼发生疼痛，而头发也会脱落。可见五味调和的重要性。

饮食要有节度

饮食要有节度，过分的肥甘厚腻，或过饥过饱，食无定时，都会损伤脾胃。脾胃一伤，则诸病丛生。

有的人经常不吃早饭，午饭随便应付，晚饭时又呼朋唤友大吃大喝，一个晚上要赶三四个饭局。如贪食过度或暴饮暴食，超越了脾胃的运化能力，就会导致积滞难消，使脾胃失运。还有的女性朋友为了追求苗条不吃饭，饮食不规律，长期下去容易引起胃部功能紊乱而导致胃下垂。

“饮食以时”，就餐时间和饥饱的平衡也需要注意。“晚饭少吃一口，舒服一宿”，现在很多人肥胖是因为晚上应酬，吃完就回去睡觉，所以就很容易肥胖。

以吃时令食物为主

“有节”还有一个意思：如果冬天的东西到夏天吃就不叫有节；夏天不生长这个东西，你偏要去多吃这个东西，这叫“逆之”。“逆之则灾害生”，所以要以吃时令食物为主。现在可以吃到任何时节的新鲜蔬菜，这不一定是好事。

体质不同，饮食不同

根据食物不同的性味、归经、功能，有选择地选用某些食物，可调整个人体质偏颇，使脏腑功能旺盛，气血充实，使自身体质更加趋于平和。

养成良好的饮食习惯

膳食要注意冷热均衡，热食伤骨，冷食伤肺。夏天为什么很多小孩咳嗽？吃了一肚子冰淇淋，降低胃的温度同时又降低了肺的温度，毛细血管收缩了，当然会咳嗽。

空腹饥饿的时候，大量饮茶对肠胃很不好，还会造成心慌、头昏、手脚无力、心神恍惚等症状，即“茶醉”现象。一旦发生茶醉现象，可以吃一块糖或喝上一杯糖水，就可缓解症状。所以，患有胃、十二指肠溃疡的中老年人，更不宜清晨空腹饮绿茶，因为茶叶中的鞣酸会刺激胃肠黏膜。

再好的灵丹妙药也不如自己的唾液

老子本是著名的炼丹家，但他却认为，再好的灵丹妙药都不如自己的津液。因此他主张咽津以养生。

唾液中医上称“津液”，俗称口水，又被称做“舌边水”。中医认为：“五脏化五液，心为汗，肺为涕，肝为泪，脾为涎（口水），肾为唾，是为五液。”中医视脾为后天之本，肾为先天之本，既然唾液为脾肾所化，那唾液就与生命活动密切相关了。所以古人在造字时，取意“舌上的水”为“活”字。由此可见，唾液有足以让人活命的作用。

关于唾液的两则故事

说起唾液，不禁想起两则故事。一个是“望梅止渴”，说的是曹操率领部队去讨伐张绣，行军途中，大军断绝水源，士卒口渴难忍，曹操说，“前有大梅林，甘酸可以解渴”。将士听说之后都流出了口水，部队乘机前进而到达目的地。“望梅止渴”中反映了两个道理，一是唾液的分泌与神经刺激有关；二是甘味和酸味能刺激唾液的产生，中医谓之酸甘生津法。

另一个是杨贵妃“含玉咽津”的例子。天生丽质的杨贵妃备受唐玄宗宠爱，至此夜夜笙箫，饮酒作乐。杨贵妃本来就体态丰腴，最畏炎热，加之饮酒过量，以致肺中积热，胸中烦懑，口中干渴。中医称此病为“上消”。特别是一到盛夏，杨贵妃嗜吃荔枝，可吃多了便中了荔枝热毒，损坏了牙齿，因而又患上了牙痛病。每当发作，蹙额颦眉，令人不胜怜惜。御医调治也无效果。唐玄宗急得手足无措，只得宣旨遍求良方，只要能使贵妃止痛，不吝重赏。当下即有御史吉温奏道，“臣同里有富室朱氏，家藏一宝，名曰玉鱼，此物冰凉砭骨，夏日盛暑之际，含玉鱼于口中，即觉遍体清凉，止渴去烦；更有一种奇妙之处，如患齿痛者，以此鱼熨帖患处，即可止痛”。唐玄宗闻奏大喜，急命人去取玉鱼。取回后贵妃立即将玉鱼含于患处，即满口生津，随即咽下，一股清凉之气直透肺腑，十分齿痛已去其七，芳心大悦。自此以后，杨贵妃口中常含玉鱼，用以凉津沃肺，助润清喉，滋养毛发，驻颜葆春。

唾液的神奇功效

杨贵妃口含玉鱼疗疾养生，正是古代养生家所提倡的“吞津”养生之道。

中国民间早就有“咽唾养生”的说法。僧人坐禅，有时接连几天不吃不喝，其中奥妙之一，就是舌顶上腭，使唾液源源不断地产生，以供身体需要。所以，古人把唾液称作“金津”“琼浆”“玉液”“甘露”，看成维持生命活动不可缺少的物质。

《寿亲养老新书》上说：“唾津液，养脏气。”后来，明朝医学家李时珍、李中梓都对津液的重要性有过专门论述，肯定了津液促进消化吸收，灌溉五脏六腑，润泽肢节毛发，滑利关节孔窍的重要作用。明朝龚居中也指出，“津即咽下，在心化血，在肝明目，在脾养神，在肺助气，在肾生津，自然百骸调畅，诸病不生”。

现代医学研究证明：唾液的成分相当复杂，除了99%的水外，还含有淀粉酶、溶菌酶、球蛋白、黏液蛋白、氨基酸、生长激素、维生素及少量的钾、钠、钙、镁等物质，具有消化、抗菌、调节内分泌、增强免疫力、抗癌等多种生理功能。

民间妙用唾液的例子无处不在，如皮肤红肿、疖疮脓肿未溃者，民间用夜间刚一睡醒时的唾液涂抹，数次之后肿消疮收，确实灵验而神奇。

现代人不缺营养，可有时气色还是很差，颜面枯槁、皮肤粗糙。凡气色差的人大多伤津，继而表现为未老先衰，小病不断。形成伤津有诸多原因，如只喝饮料不喝白开水；多吃鱼肉，少吃蔬菜水果；饮酒、抽烟等。

中医认为：肾主津液。伤津等于伤肾，会造成肾阴不足。肾阴亏虚，则不能制心火，以致心火上炎而克肺金，于是发热、咳嗽、生痰。其实这就是心肾不相交、阴阳不平衡的体现。而人的津液具有养阴补阴的作用，大凡阴虚阳亢导致的口苦、咽干、咽痛、舌涩等都可以用吞咽唾液法加以解决。

唾液养生功

当伤及津液时，并非汤药能补，必须舌抵上腭，不断搅动，待唾液产生后，然后吞咽，这就是吞咽唾液法。一定要珍惜自己的唾液，不要随意吐出口腔中的唾液，不要随意张口呼吸，这会加速唾液的蒸发，数票证和钱时，不要用手蘸唾液，不要直接把带皮的瓜子送到嘴里去嗑。

吞咽唾液的方法有很多，常用的有两种。

常食法

姿势坐、卧、站均可，平心静气，舌抵上腭，将舌伸到上牙外侧，上下左右搅动，当嘴里的唾液增加到一定量时，分三次咽下，每日早晚各做3次为宜。

配合气功服食法

以静功为宜，集中思想，意守丹田，双眼微闭。吸气时，舌抵上腭，不断舔动，以促使唾液分泌。呼气时，舌尖放下，气从丹田上引，徐徐吐气，待唾液满口，随意念送入丹田。每天早晚练半小时，可收到精气充足、脸色红润、新陈代谢旺盛的效果。

另外，承浆穴位于人体的面部，当颏唇沟的正中凹陷处，此穴为胃经和任脉的交会穴，因可承受口水而得名。唾液都在这个穴位附近储存着，当我们用食指用力揉压承浆穴，即可感觉到口腔内涌出分泌液。这种分泌液可以滋润五脏、滋养全身、祛燥祛火。因此，此穴对治疗上火引起的口腔溃疡有显著效果。

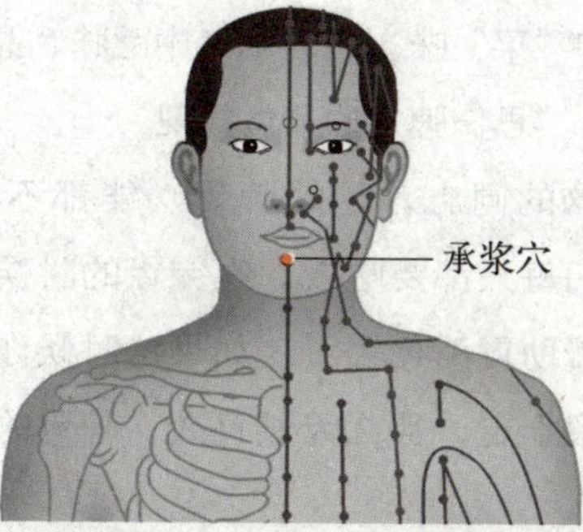

思伤脾，心操多了人易瘦

中医认为，脾在志为思，思伤脾。中医认为，意是脾的神明，所以说脾在志为思。如果思虑过度，心操多了，就会损伤脾气，影响食物的消化和营养的吸收，以致出现食不知味，或不思饮食，如此一来，人就会消瘦。

脾不好，人为什么会消瘦呢？中医学认为，脾主肌肉、四肢。因为肌肉和四肢的营养物质都需要脾来输送。若脾气健旺，输送营养充足，则肌肉丰满。反之，若脾失健运，营养物质缺乏，则可导致四肢倦怠无力，甚至肌肉萎软。

思伤脾

可怜天下父母心，小时候，我们时常瞅见父母为我们操心而日益消瘦的面庞。

长大了，人不能没有事业心。但是，有些人在思考问题或专注做事时，就忘记了吃饭或者简单凑合一下。偶然一两次也许并无大碍，长此以往，就有健康之忧。如孔子之“三月不知肉味”，并非指他光不知“肉”味，其实也一定是不知“饭”味和“菜”味。久之则口中乏味，身体不适诸症俱现。这些都是“思伤脾”的具体体现。

经常用脑的同志，他的脾胃功能都不怎么好，为什么？因为我们每天都要吃饭，吃完饭的时候，人的气血都往胃上走，帮助胃消化去了。如果这时候你的气血往脑子上走，不往胃上走，那么天长日久，脾胃的功能就要受到影响了。

比如说有很多司机，特别是开长途的司机，他们中许多人都有胃病，为什么？就是因为他的职业习惯，只要他往车座上一坐，就要集中注意力开车，那血自然就往脑袋上走。总是这样，你想想，他的血老往上走，而吃进的食物得不到充分的消化，那么时间长了体内的病就显出来了，最典型的就是胃溃疡、胃下垂之类的疾病。所以中医说思和脾胃之间的关系是忧思伤脾，思则气结，就是这个道理。

为了保证我们的健康，人们在生活、工作中一定要注意思虑不能太过，即使思考也要注意饮食营养和调节情绪，劳逸结合，尤其不要“废寝忘食”。否则，失去了健康得不偿失。

体瘦怎么吃

许多人都认为体瘦的老人身体健康，不容易得高血压、高血脂、糖尿病等老年常见病。可事实上较瘦的老年人，同样也会患上血脂异常、高血压等疾病。

那么，体瘦者怎么吃才更健康呢？

首先必须健脾气。《黄帝内经》上说：“五谷为养、五果为助、五畜为益、五菜为充。”就是说，麦、稻、豆类、杂粮这些主食能养五脏之真气，是人体最好的补药。所以，首先要多吃带皮的五谷杂粮，好处是既保证了营养、均衡了饮食结构，又有利于痰湿等体内垃圾的清除，可预防“三高”。可以用带皮的薏苡仁（薏米）、玉米、高粱、全小麦熬杂粮粥喝，也可以加上红薯、山药、萝卜、土豆等健脾食物熬粥。

其次，据中医长期观察，体瘦的人多属“阴虚火旺”的体质类型，进食辛辣的食物比较容易化热生火，诱发目赤、咽痛、牙龈肿痛、便秘、尿黄、食少等“上火”症候，从而损害健康、降低体重。因此，瘦人增肥的饮食调理宜偏重滋阴清热，可常吃鸭肉、田鸡、甲鱼、黄鳝、豆腐、莲藕、香菇、银耳、紫菜、苹果、蛋、牛奶等食物。减肥力强的浓茶、冬瓜等宜少吃，辛热的烈酒、辣椒等食物须慎食。对享有“增肥饮料”盛誉的啤酒，由于酒精浓度低，营养丰富，可适量饮用。

还有一点非常重要，为祛病强身，“阴虚火旺”体质的瘦人宜常吃蒸、煮、炖的食物，少食煎、炸、烤的食品，以利于通过滋阴清热的烹饪食法达到增肥添健的目的。另外，甜食容易困脾生湿，也不要多吃。

最后给体瘦的人送上一道补汤——芡莲薏米排骨汤。具体做法是：取排骨500克，薏米、莲子、芡实各30克，陈皮6克，姜适量。先用清水把薏米、莲子、芡实浸泡清洗，把剁成块的排骨放在沸水里焯一下，然后把排骨、薏米、莲子、芡实、陈皮和姜全倒进砂锅里，用大火煮沸后，改用小火炖2小时，最后放点儿盐即可。其中莲子补脾益肾；薏米健脾渗湿；芡实补脾固肾、开胃助气；陈皮理气健脾、燥湿化痰，加上排骨炖汤，既营养丰富，又健脾利湿祛痰，非常适合体瘦的老年人。

山药，补脾益肾的“上品”之药

中国现存最早的中药学专著《神农本草经》中将山药列为“上品药”，说它：“补虚羸，除寒热邪气，补中益气力，长肌肉，久服耳聪目明、轻身不饥，延年。”

中医认为，山药味甘、性平，滋补性强，它色白入肺，味甘补脾，汁液黏滑益肾，可同时作用于肺、脾、肾三脏，具有补肺、健脾、固肾、益精的功效。近代中医常用山药来治疗慢性肠胃炎、肺虚咳嗽、脾虚久泻、肾气不足等证。现代医学研究表明，山药具有大量黏蛋白，对心血管有好处，而且热量低，是助消化、降血糖、预防肥胖的佳品。

山药常用来治疗四类病症

作为药用，山药的功效主要集中在以下四个方面：

● 治疗慢性咳喘

中医认为，山药能补肺气，益肺阴，故可用于肺虚喘咳。咳喘可见于多种肺系疾病中，如肺炎、急慢性气管炎、支气管哮喘、咽炎、肺结核、肺部肿瘤等。山药是一味常用的止咳平喘药，尤其对顽固性、慢性咳喘的治疗更有效。

慢性顽固性咳喘不光与肺有关，因为脾土生肺金，肺金生肾水，脾为生气之源，肾主纳气，所以还涉及脾肾。而山药性味平和，气阴双补，能同时归脾、肺、肾三经，对慢性咳喘的治疗无论是阴虚、气虚抑或气阴两虚，都可以应用山药配伍相应的药物如牛蒡子、党参、五味子等进行治疗，疗效显著。

治疗慢性泄泻、习惯性便秘

中医认为，慢性泄泻和习惯性便秘与脾、肾的关系密切。如脾气不足、脾胃虚弱会产生大便稀溏、便次增多等症状；脾阴不足则出现排便困难等症状；脾肾阳虚则失去温煦引起泄泻；肾阴亏虚，则肠道干涩而导致便秘。

山药补脾气，既益肾气又养肾阴，且甘中带涩而具敛补之性。通过补气而能固涩，用于治疗慢性泄泻；通过养阴而润肠通便，用于治疗习惯性便秘。

1893年，医学家张锡纯到天津参加科举考试，由于水土不服，他病倒了。那时，真把他给急坏了。他患的是什么病呢？是泄泻，就是拉肚子。刚吃完食物，肚子就咕噜咕噜叫，然后就往茅房跑。张锡纯的医术这时已经不错了。他想，就是一个腹中不和，咋就这么严重呢？于是，他用甘草煎汤，然后调服赤石脂的粉末。结果毫无效果。如何是好呢？张锡纯再三斟酌：什么能固涩大肠止泻呢？他灵机一动，对了，就是山药。

于是，张锡纯把山药与大米放在一起，熬烂做粥，吃得饱饱的。当时他就感觉脾胃舒畅，肚子里面也不响了。就这样，这个腹泻就治好了。因为山药也叫薯蓣，后来，张锡纯把这个山药熬的粥（不用大米了）叫薯蓣粥。他用这个薯蓣粥治疗一切羸弱虚损之症，其中包括阴虚劳热，或喘或嗽，或大便滑泻，小便不利。

治疗肾虚病症

山药补肾气、滋肾阴，善于补肾，其补肾的特点在于无论何种肾虚病证，都可以用山药配伍治疗。如著名的补益肾阴的六味地黄丸，补益肾阳的肾气丸等都含有山药。而且山药因其甘而带涩，既能补肾又能固摄，尤其适用于因肾亏而引起的遗滑之证，如遗精、遗尿等。

山药常与熟地黄、茯苓、枣皮、泽泻等配伍。服用方法是：山药30克，熟地黄20克，茯苓20克，泽泻20克，枣皮15克，肉桂（最后下）5克。将上药煎水3次合并药液，分3次服用。此方对肾虚者有补肾气、滋肾阴、强腰膝之功效，适宜于肾气不足，肾阴亏虚的调理。

● 治疗消渴病症

消渴病相当于现代医学的糖尿病。中医认为，消渴的核心在于阴虚，涉及多个脏器，尤其是肺、脾、肾。因此常将消渴分为以肺阴不足为主的上消，表现为多饮；脾胃阴虚为主的中消，表现为多食；肾阴亏损的下消，表现为多尿。山药益气养阴，能补肺、脾、肾三脏之阴，是治疗消渴证的佳品。治疗消渴，每天可用250克山药，水煎代茶饮，也可配伍黄芪、葛根、知母、天花粉等同用，如“玉液汤”。

山药的用量、用法以及忌用人群

山药养生保健用量为每天10～20克，治疗用量为每天15～30克。食用的鲜山药可用100～200克。

另外，煎服10～30克，或研末吞服，每次6～10克。补阴宜生用，健脾止泻宜炒黄用。

山药养阴能助湿，因此凡湿盛中满或有积滞者忌用。

山药的食疗方法

山药是一味具有强壮身体、补益脾胃的药食同源的食物。以山药食疗治病的方法有很多，治疗范围也非常广泛，现举例如下：

山药糕

鲜山药100克，洗净后蒸30分钟，去皮食用，或蘸一点白糖食用。适用于肺、脾、肾虚损症的调理和预防。对中老年人脾虚所致的食欲不振、消化不良、体虚无力，肺虚所致的虚劳乏力、气短咳喘，肾虚所致的腰膝酸软无力等，都可经常吃山药糕。

山药莲子粥

用山药20克（或鲜山药50克），莲子10克，芡实10克，薏米10克，大米100克，将以上诸药及大米洗净，加水适量，煮成粥食用。此粥有益气健脾、补中止泻的功效，适宜于脾虚症的调理。中老年人因脾虚而致消化不良、腹泻、全身无力、自觉心慌气短等，可喝此粥。

山药南瓜粥

用鲜山药50克，生地黄20克，南瓜子10克，金樱子5克，大米100克。将以上诸药及大米洗净；山药洗净，去皮，切小块，南瓜子去皮，捣碎，再将诸药与大米同煮成粥食用。此粥有滋补养阴，固肾缩尿的功效，适合慢性前列腺炎患者。

揉腹法：中气和则五脏安

中气指中焦脾胃之气。脾胃居中，为上下升降之枢纽。脾与胃，一脏一腑互为表里，脾气主升（升清），胃气主降（降浊）。升清降浊，就是升人体的清气、降人体的浊气，具体是把水谷精微上升到心、肺，以营养全身；把浊气下输，由汗、尿、便排出。所以脾胃升降正常，全身的气血才能够通畅。脾胃升降失常，全身的气血都不通了，五脏当然得不到滋养。

那么，我们应该如何通过调理脾胃升清降浊呢？

有个非常简单有效的办法——揉腹。因为人体脏腑气机升降是一种规律的圆运动，揉腹也是一种圆运动，所以揉腹对脾胃的升降是有调节作用的。

揉腹的方法

腹部按揉的具体方法是：早上起床前或者晚上临睡前，排空小便，取仰卧位，双腿屈曲，先做几次深呼吸，放松全身，排除杂念；然后用左手心对着肚脐，右手叠放在左手背上，以脐部为中心，稍稍用力，作顺时针方向按揉，按摩的范围由小到大，再由大到小，连续按摩50次；再两手上下互换一下位置，按逆时针方向连续按揉50次。按揉时用力要柔和均匀，要有一定的渗透力，精力要集中，呼吸要自然。按摩结束后，可以将发热的双手放在丹田处（脐下3寸或10厘米处），使揉动时的热量充分被身体利用。

值得注意的是，按摩腹部不可在“过饱”或“过饥”的情况下进行，腹部皮肤化有脓性感染或腹部有急性炎症（如肠炎、痢疾、阑尾炎等）时不宜按揉，以免炎症扩散；腹部有恶性肿瘤也不宜按揉，以免促进癌细胞扩散或出血。

揉腹的功效

唐朝名医孙思邈认为“腹宜常摩，可去百病”。清代曹廷栋《老老恒言》中总结“揉腹之法，以动化静，以静制动”。因为人体腹腔有许多重要器官，诸如胃、肝、胆、胰、脾、肾、小肠、大肠、膀胱等，被称为“五脏六腑之宫城，阴阳气血之发源”。揉腹可以分理阴阳、调和气血、益肺固肾、培元固本、调畅经络、通利三焦、疏肝利胆、平息肝火、安神定心。

现代医学证实：按揉腹部可预防消化性溃疡，防止大腹便便；可以防治肾衰、肝炎，对高血压、冠心病、糖尿病都有辅助治疗作用；还可以防治遗精、前列腺炎、便秘、痔疮等疾病。另外，睡前按揉腹部可镇静安神，防止失眠。

简单说，揉腹可以充实五脏、驱外感之诸邪，清内生之百症。

有一位老总，由于他经常坐飞机去国外出差，生活很不规律，再加上“时差反应”，造成他的肠胃一直不好，经常往医院跑。有时正在和客户谈生意时，也会不凑巧地胃痛起来，这令他非常烦恼。他真想花钱请个私人医生在身边，解除他的痛苦。

一天，他抽空去看中医，预约了个专家号。专家笑着说：“用不着请私人医生，最好的医生就是你自己。”专家给他开了点药，并将腹部按揉的方法详细地告诉他，鼓励他坚持按摩。

他接连几天晚上都揉腹，说也奇怪，随着手掌发热，按摩过的腹部有种热毛巾敷过的舒适，疼痛减轻了很多，次日疼痛的时间也明显地减少了。他喜出望外，马上给专家打电话，又是感激又是兴奋。

经过几个月的坚持按摩，他的胃痛消失了，精神也好了许多。以前他晚上一到床上就翻来覆去睡不着，现在每天上床揉腹后很快就进入梦乡。他还发现，时差不良反应也消除了，出差回家后和妻子的性生活也变得和谐美好起来，生活从此变得轻松而愉悦。

要注意腹部保暖

腹部保暖对健脾胃非常重要，日常要注意腹部保暖。

1. 及时增减衣服，衣服宜选用轻柔、松软、保暖性强的材料。

2. 少吃或不吃生、冷食物，不喝凉水。睡觉时，即使是打个盹儿，也要注意盖被，避免腹部受凉。

3. 肠胃病患者吃东西要定时、定量，尽量少吃凉、辛辣和过热、过硬的食物，以免增加肠胃负担。

4. 有脾虚泄泻的人，可在脐中贴暖脐膏药，如感到胃脘部发冷，可及时饮用生姜茶。

激活足三里穴：补中益气，强壮全身

在胃经上，有一个著名的穴位叫足三里穴。经常按摩足三里穴，是我们养护胃气的一个好方法。古人以足三里穴强身祛病、延年益寿，可以追溯到近两千年前的东汉末年。当时的名医华佗就以足三里穴治疗“五劳羸瘦、七伤虚乏”（即身体虚弱及各种慢性消耗性疾病）。

足三里穴取穴方法

当我们把腿屈曲时，可以看到在膝关节外侧有一块高出皮肤的小骨头，这就是外膝眼，从外膝眼直下3寸（可将食指、中指、无名指和小指并拢，以中指中节横纹处为准，四指宽度即为3寸），在腓骨与胫骨之间，由胫骨向外旁开一横指处就是足三里穴。

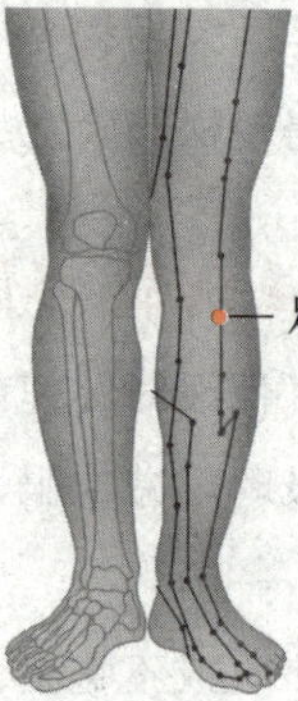

激活足三里穴的方法

可采用拇指点按、按揉或艾条灸足三里穴位的方法。

一是每天用大拇指或中指按压足三里穴一次，每次按压5～10分钟，每分钟按压15～20次，注意每次按压要使足三里穴有针刺一样的酸胀感觉。因为小腿部皮肤较厚，力量可以适当大一些。但用力时不可以憋气，否则容易引起血压上升。

二是用艾条做艾灸，每周艾灸足三里穴1～2次，每次灸15～20分钟。具体方法是：将艾条点燃，置于穴位上，距离大约2厘米，使温热感穿透肌肤。注意艾灸时应让艾条的温度稍高一点，使局部皮肤发红，让艾条缓慢沿足三里穴上下移动，以不烧伤局部皮肤为度。

适合人群

患有消化系统疾病的人，如胃溃疡、十二指肠溃疡、急性胃炎、胃痛、呕吐、呃逆、便秘及亚健康人群。坚持2～3个月，就会使胃肠功能得到改善，使人精神焕发。

适宜症状

一切虚损性疾病，如治疗营养不良引起的贫血、产后术后、大病初愈、久患消耗性疾病等。

激活足三里穴的作用

按压法和艾灸法可选其一，持之以恒才能有效。中医认为，足三里穴具有理脾胃、调气血、主消化、补虚弱的功效，有温中散寒、健运脾阳、补中益气、宣通气机、导气下行、强壮全身的作用。足三里穴能调整消化系统，使其功能更加旺盛，增加营养吸收，对全身各系统都有强壮作用。因此艾灸或按摩足三里穴能治疗消化系统的常见病，如胃及十二指肠球部溃疡、急性胃炎、胃下垂等，解除急性胃痛的效果尤其明显，对呕吐、呃逆、嗳气、肠炎、痢疾、便秘、肝炎、胆囊炎、胆结石、肾结石绞痛以及糖尿病、高血压等，也有辅助治疗作用。坚持按摩足三里穴还有通脏腑、调理脾胃、补肾强筋、防病健身、抗衰延年的作用。

血海穴：通治各种与血有关的疾病

血海穴，海，指脾经所生之血在此聚集，为脾经上的重要穴位之一。古代，人们不经意间发现刺破这个地方就可以祛除人体内的瘀血，因此用它来治疗体内瘀血的病症。其实，它不仅能祛瘀血，还能促生新血，因此才给它起名叫“血海”。

血海穴是女性保健最常用的穴位之一，能通治各种与血有关的疾病，不管是出血、瘀血，还是贫血、血不下行，都可选用此穴。

血海穴取穴方法

血海穴位于大腿内侧，坐在椅子上，将腿绷直，在膝盖内侧会出现一个凹陷下去的地方，在凹陷的上方则有一块隆起的肌肉，顺着这块肌肉摸上去，顶端即是血海穴。

血海穴保健方法

血海穴是生血和活血化瘀的要穴，有通畅全身气血的作用。

很多人用眼过久后，会觉得眼睛酸胀、干涩，有的还会出现手脚麻木现象，其实这是肝血虚的症状。为什么呢？因为肝开窍于目，在液为泪，在体为筋，所以肝血虚了就不能营养眼睛和筋脉，就会出现眼睛酸胀、视物不清、手脚麻木的症状，此时可选用血海穴来补足肝血。因为肝木克脾土，我们就要“扶土”，补脾血。

每天上午的9～11点，这个时辰是脾经气血最旺盛的时候，人体的阳气也正处于上升趋势，所以直接按揉血海穴就行了。每一侧3分钟，按揉时不要太用力，只要能感觉到穴位有微微的酸胀感即可。

月经不调多数是由于体内气血失衡造成的。有的女孩月经过少，可以点按血海穴来生血。方法是：用指尖用力点按血海穴1分钟，会有明显的酸胀感觉，两侧血海穴轮流点按3～5次。

还有的女孩来月经时发生生理痛，而按压血海穴能够缓解这种小腹疼痛。具体方法是：两个大拇指重叠按压这个穴位，痛经的时候通常左腿也会一起痛。因此，多刺激左腿血海穴。要是在腰上放一个暖水袋效果会更好。

另外，血海穴还有一个特殊功效，专能止痒，取艾条灸此穴2分钟，常会有意想不到的止痒效果。

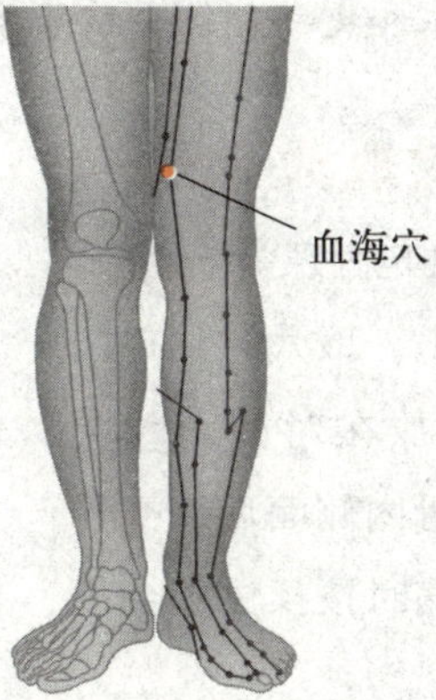

三阴交穴：调理妇科病的万能穴

足太阴脾经、足少阴肾经、足厥阴肝经交会之处即是“三阴交”，可健脾益血，调肝补肾，此穴可以治三条经络上的病证，真可谓一穴多用。

中医认为“妇人以血为本”，血在女性一生中的地位是不言而喻的。女性的月经、白带、怀孕、生产、哺乳一直到绝经，都离不开大量血的支持。五脏六腑中，脾为气血生化的源泉，肝主藏血，肾主生殖。女性的很多疾病大都因肝、脾、肾三条经有问题。常见的有月经不调、痛经、白带异常、闭经、经前期综合征、更年期综合征、产后血晕、功能性子宫出血等。

难怪，人称“妇科三阴交”。顾名思义，此穴对妇科病甚有疗效，如治疗经血不畅、白带异常、月经过多或过少、经前综合征和更年期综合征等效果很好。

三阴交穴取穴方法

三阴交穴在足内踝尖上3寸，胫骨内侧缘后方。取穴时，可四指并拢，小指放在对侧内踝尖上，食指与胫骨内侧面后缘交界处为此穴。有病时按揉该穴会很痛、非常敏感。

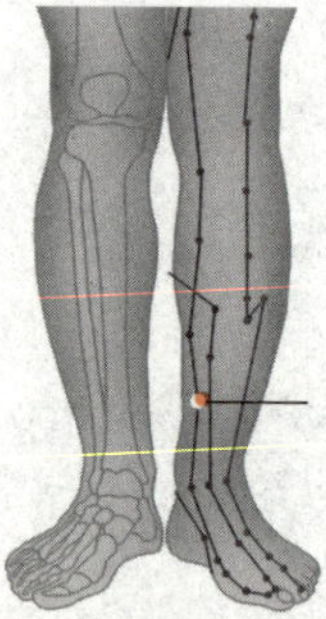

三阴交穴保健法

中医认为三阴交穴主治：脾胃虚弱、消化不良、腹胀肠鸣、腹泻、月经不调、痛经、崩漏、带下、闭经、更年期综合征、子宫脱垂、难产、产后血晕、湿疹、荨麻疹、神经性皮炎、高血压、糖尿病等疾病。

按摩三阴交穴的方法为：按摩时，一只手的四根手指握住三阴交穴，大拇指屈曲垂直按在三阴交穴上，以拇指端有节奏地一紧一松用力按压，适当配合按揉动作，使之有阵阵酸胀麻感，且麻感放射至膝盖和足跟部位。做完一侧换另一侧。每天早晚各按摩1次，每次约3分钟。

要特别指出的是，艾灸阿是穴（腹部压痛明显处）、三阴交穴可治疗盆腔炎。方法为：艾灸条每次1支，艾灸痛点有温热舒服的感觉，灸至皮肤出现红晕，每次灸20～30分钟，7天为1疗程，休息2天后，再进行第2疗程，一般灸1～2个疗程。

灸局部疼痛处的阿是穴，可流通气血，促进炎症的吸收与消散，达到通则不痛的疗效；灸三阴交穴能补脾肾，助运化，通经络，又因三阴经走小腹部，故灸三阴交穴也可直达病所。

此外，肾绞痛是泌尿系结石所引起的外科急症。可用大拇指点压揉按三阴交穴，反复按摩3～5分钟，肾绞痛即可缓解。

按摩三阴交穴注意事项

大家一定要记住，怀孕的女性按摩三阴交穴有引发流产的危险，应禁用。另外，月经来潮后不要强烈刺激三阴交穴，否则可能引起经血增多。

中脘穴，治疗胃病的专家

现代人工作压力大，朋友聚会、过年过节大吃大喝，心情时好时坏。这些都会造成胃胀、胃痛。当你出现胃胀、胃痛等症状的时候，不妨按摩中脘穴，能够起到通畅脾胃、增加脾胃动力的作用，从而缓解胃部不适。

同时，经常按摩中脘穴也对我们的健康有好处。我们有一个常识，就是人在将要生病的时候吃不下饭，其实越是不想吃饭，气血就越不足，越会加重病情。如果这时候对中脘穴做一个保护或者按摩的话，它就可以把消化的食物往下降，达到气血通畅的目的。

中脘穴——胃的募穴、腑的会穴

胃的精气汇集于胸腹位，所以中脘穴是胃的募穴。中脘穴为胃经、三焦经、小肠经、任脉四条经脉的会聚穴位，所以中脘是腑会穴。

正是因为中脘穴“交际广泛”，所以才能够“神通广大”，号称胃的“灵魂腧穴”，是治疗胃病的“专家”。

中脘穴健脾和胃，补中益气，有和胃气、化湿滞、理中焦、调升降的作用，主治各种胃腑疾患，尤其对缓解胃痛和治疗消化不良很有效。绝大多数的胃及十二指肠疾病，如胃及十二指肠溃疡、慢性胃炎、萎缩性胃炎、胃下垂等，都可用中脘穴来治。

中脘穴的取穴方法

中脘穴位于人体前正中线，脐上4寸处。先找到胸骨，将胸骨向下按的时候会感觉到它到下面的时候没有了，在这个地方肋骨开始分叉，这里叫做剑突。从剑突的位置开始到肚脐，连接一条线段并取其中点，这里有个穴位就是中脘穴。找到中脘穴以后，如果有酸痛感，说明取穴正确。

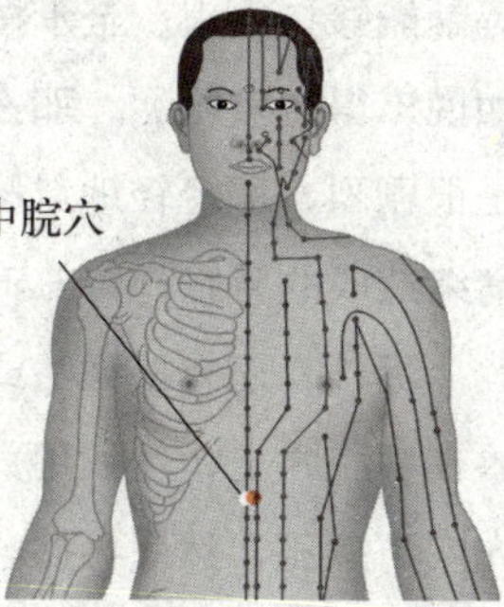

中脘穴的保健方法

按摩中脘穴，会对人体产生许多好的作用。比如，关于消化的实证和虚证都可以用这个穴位来治疗。

胃痛虽然常见，但它有许多不同的表现。比如说有的是像针刺一样的疼痛，很剧烈；有的是像烧灼一样的疼痛；有的是隐隐作痛。那么针刺疼痛和烧灼疼痛属于实证，而隐隐作痛属于虚证。实证可以选择点揉中脘穴，虚证可以选择按揉中脘穴。因此，根据实和虚，要选择不同的按摩手法。

胃的胀气很多人都有，虚会引起胀气，实也会引起胀气。比如有慢性胃炎的人，经常吃完东西以后会觉得胃胀。还有，有的人生气以后会觉得胃里面胀乎乎的，想打嗝又打不出来，很难受。这些情况都属于胃脘部的不适。

这时候，找到中脘穴，然后两手相对，每只手用两个手指到中间的胃脘部位按压，这时候中脘穴会有酸痛感。痛的感觉有些人可能没有，但是酸的感觉肯定会有。这样坚持按一段时间，就会打嗝了，这就是胀气。用力点中脘穴以后，嗝就能够打出来。至于按压的力量，以自己的耐受为度。比如说疼得比较剧烈，那么就多顶一顶、按一按；如果疼得不是很剧烈，那轻轻地点揉一下就可以了。点揉中脘穴对因为情绪造成的胃胀、胃部不适有特别好的作用。

另外，还有按揉法或摩揉法。按揉法，即轻轻把手掌心放在中脘穴上，然后用力向下按压。这个力量不要特别大，先向下按压，然后再揉，如此反复，能够对中脘穴起到一个温和的刺激作用。摩揉法，即双掌重叠或单掌按压在中脘穴上，顺时针或逆时针方向缓慢行圆周推动，注意手下与皮肤之间不要出现摩擦，即手掌始终紧贴着皮肤，带着皮下的脂肪、肌肉等组织做小范围的环旋运动。按摩刺激量以使腹腔内产生热感为佳，注意按摩力度不可过大，以免出现疼痛。

喝酒伤肝，也伤胃。按摩中脘穴是一个养护胃的好方法。我们说肝木克脾土，喝酒以后肝阳较亢，容易发脾气，那样对脾胃的伤害比较大。因此即便不去疏肝，也一定要养脾胃。不然的话，肝气就很容易把脾胃功能遏制住，脾胃功能不好反过来又会影响肝脏的一些其他功能。

按摩提示

对虚损性的疾病，按揉中脘穴更合适。如果是急性胃痛，比如像生气引起的胃痛，可以通过按摩来解决。但如果已经有了一些器质性的问题，特别是一些严重的器质性问题导致的胃疼，并且会每天疼、经常疼的时候，还是建议去医院作明确的诊断，然后再选择合适的方法来保养。

突然胃疼，按捏小腿上两穴

小腿肚内侧的脾经与脾胃经络相联，经常按捏小腿上的地机穴和漏谷穴，可以强健脾胃。如果出现急性胃疼，按捏此部位还可以立刻缓解疼痛。

地机穴和漏谷穴的取穴方法

地机穴位于人体的小腿内侧，当踮起脚尖时，内踝尖与阴陵泉穴的连线上，阴陵泉穴（膝下胫骨内侧凹陷中，将大腿弯曲90°，膝盖内侧凹陷处）直下3寸。

漏谷穴位于人体的小腿内侧，当内踝尖与阴陵泉穴的连线上，距内踝尖6寸，胫骨内侧缘后方。

按摩小腿穴位的方法

揉捏时，可先找到小腿肚的腓肠肌内侧，然后用大拇指对准地机穴和漏谷穴按揉；也可将拇指和其他四指相对，先自上而下，再自下而上按捏穴位；还可以用按摩棒按揉穴位或适当敲打穴位周围的肌肉。按揉的程度，以出现酸痛感为佳。每次按揉20下左右，每天2～3次。

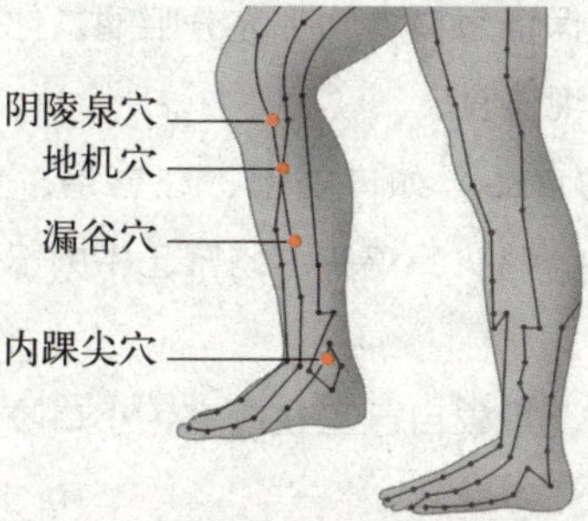

细嚼慢咽，给脾胃减压

细嚼慢咽是每个人完全可以做到的，只要有良好的保健意识，平时多注意，不论是用真牙、假牙，还是用牙床吃饭，都可做到细嚼慢咽。

其实，一家人聚在一起，细细品味每一道菜肴，有一种特有的、天然的宁静和温馨，更能充分享受天伦之乐。

虽然细嚼慢咽的好处多多，但真正做起来有些困难。首先我们要明白，细嚼慢咽不等于吃得慢。日常生活中，许多人边看电视边吃饭，或者边聊天边吃饭，吃饭时不专心，吃饭的速度是慢了，但咀嚼的次数也减少了。

那么，怎样才算细嚼慢咽？一般来说，每口食物咀嚼15～20次，一餐饭的时间应不少于20分钟，其中不包括看电视、说话等时间。《医说》中要求患者每口饭咀嚼50次再吞咽下，有利于机体康复。

当然，饭菜不同，所需要的时间也不同，吃肉和吃青菜的咀嚼时间肯定不一样，吃干饭的时间也自然比吃稀饭所需时间长，而且年龄较大或牙齿不好的人，咀嚼时间也相应地要延长。因此，人们要根据每餐饭菜和个人情况的不同，调整进餐时间，但要保证每口食物都充分咀嚼。你可以用以下几种辅助动作来实现慢食。

多吃耐咀嚼的食品，如口香糖、红薯条、鱼干、带骨鱼、带刺鱼、鱼头、鸭头、鸡头、螃蟹、牛肉干、甘蔗、五香豆、玉米等。

注意用餐礼节，想象自己正在赴宴，小口咬食物，吃饭时不发出声响。

第五章

养肺气可延寿

肺气之衰旺，关乎寿命之短长

老年养生，除了注重心、脑血管保健外，肺部也应作为重点。清朝名医江笔花有句名言："肺气之衰旺，关乎寿命之短长。"《黄帝内经》也指出："邪之所凑，其气必虚。"可见，注重肺部养生，实为祛病延年之关键。

人的衰老为何与肺相关呢？中医认为，肺为人体十二经脉之始，主气司呼吸。如果肺气虚衰，功能下降，必然导致气机宣降失常，影响呼吸，不仅使人气短喘促，而且易感外邪，引发疾病。而现代医学研究表明，人的寿命长短与肺活量大小密切相关，肺活量的大小是衡量一个人健康状况和精力的标志之一。人进入老年期以后，由于肺组织肌肉和胸腔的弹性逐渐减弱，功能慢慢衰退，肺活量逐渐下降，呼吸功能减退，机体获得的氧就少，难以满足各组织器官的需求。尤其是大脑，耗氧量约占全身的25%，如果供氧不足，则影响脑组织代谢，脑细胞缺氧会失去活力，加速大脑的衰老，从而使人的寿命缩短。

老年人肺气虚，肺功能衰退，易患感冒、肺炎、慢性支气管炎、肺气肿、肺心病等症，危及健康和生命。那么，如何延缓肺的衰老，保持一定的肺活量呢？一句话——补肺。

食养肺气

中医一向讲究"药食同源"，很重视通过调节饮食提高人体的抗病能力。因此，通过食疗养肺气来达到提高免疫功能是值得肯定的。

不过，人们食用时应首先了解清楚食物的药效，如食用白萝卜，以痰多、咳嗽者较为适宜；食用百合可以养阴清热，滋补精血，以熬粥、煮水饮效果较佳；而荸荠能清热生津，生吃、煮水均可。同时，由于体质不同，要对症选食，而且同时要忌食过于辣、咸、腻等食物。

秋季气候干燥易伤肺。如感到口鼻干燥、咽干喉痛，说明燥气消耗人体之津液。秋燥引起肺气虚时，可用百合、薏米、蜂蜜等补益肺气；引起肺阴虚时，可用核桃肉、雪梨、藕汁及牛奶、麻仁、海参、鸡肉等滋养。

养肺气最有效的小动作

如何延缓肺的衰老，保持一定的肺活量呢？不妨做做下面的小动作。

● 强肺

早晨起床后做深呼吸，一呼一吸，尽量达到6.4秒。这种方法可以养肺。

● 闭气法

先闭气，闭住以后停止，停止到不能忍受的时候，再呼出来，如此反复18次。此法可以增强肺功能。

● 躬身撑体

端坐，全身放松，调匀呼吸。然后两脚自然交叉，躬身弯腰，两手用力支撑大腿，使身体向上，3～5次为一遍。可根据个人体力，反复做3～5遍。

注意：两臂支撑要用力，用力时宜闭息；身体上抬时要尽量躬身，要用臂力，腿不要用力。此法可通达肺气、疏通肺脉，具有调养肺气的作用，对风邪伤肺及肺气虚损均有调理作用。

● 捶背

端坐，腰背自然直立，双眼微闭，放松，双手握空拳，反捶脊背中央及两侧。捶背时要从下向上，再从上到下，先捶脊背中央，再捶左右两侧，如此算一遍，捶3～5遍。这种方法可以畅胸中之气，通脊背经脉，预防感冒，同时有健肺、养肺之功效。

练习腹式呼吸，增大肺活量

婴儿出生后至能直立行走这段时间，是以腹式呼吸为主。因为那时孩子的胸廓还没有发育完整。但人类自直立行走后即以胸式呼吸为主，这种呼吸法的最大缺点是呼吸时的肺活量小，不能大量吸入新鲜氧气，肺组织利用率低，即大量利用了上半部的肺叶，肺的中下部分的肺泡组织活动度小，长期如此，会使中下肺叶得不到锻炼，进而导致这部分肺组织老化、纤维化，使人极易发生肺部感染。另一方面，人的呼吸功能在35岁左右开始下降，表现为肺通气量和肺活量下降。随着人呼吸功能的减退，全身组织器官发生退行性改变，易引发动脉硬化、高血压、冠心病、充血性心力衰竭、大脑供血不足等多种老年病。

腹式呼吸可最大限度地利用肺组织，充分进行气体交换，使肺组织得到锻炼。如坚持练习腹式呼吸，既能增加肺活量和人体氧气供应，还可大大改善呼吸功能。

古代医学家早就认识到腹式呼吸是祛病延年、健康长寿的法宝，并创造了“吐纳”“龟息”“气沉丹田”“胎息”等健身方法。唐朝大医学家孙思邈对腹式呼吸尤为推崇，他每天“引气从鼻入腹，足则停止，有力更取，久住气闷，从口细细吐出尽，还从鼻细细引入”。这就是腹式深呼吸法。

腹式呼吸的方法

腹式呼吸简单易学，站、立、坐、卧皆可，但以躺在床上练习为好。仰卧床上，放松肢体，思想集中，排除杂念；用鼻子深吸气，用力让腹部、肺部充满气，不要停，继续尽力吸气，在吸到不能再吸时屏息4秒左右的时间；再将腹、肺部的气慢慢用口呼出，呼出一条线，而且呼气过程至少要8秒，不能中断。

腹式呼吸的五个要旨

为了更好地练习腹式呼吸，大家要记住五个要旨。

第一，吸气时，肚皮鼓起；呼气时，肚皮慢慢缩紧。

第二，呼吸要做到深、长、匀、细，无论是吸还是呼都要尽量达到极限，即吸到不能再吸，呼到不能再呼为度；同时，腹部也要相应收缩与胀大到极点，如果每口气直下丹田则更好。

第三，进行时，注意力要集中在呼吸上。

第四，每次5～15分钟，做30分钟最好。

第五，身体好的人，屏息时间可延长。身体差的人，可以不屏息，但气要吸足，呼出要彻底。

腹式呼吸的保健功效

呼吸导引生命力，呼吸越平静的人身心越健康，而性格暴躁易怒的人呼吸不会平稳，易折寿。

很多上班族由于久坐少动，仅用又浅又短的胸式呼吸，再加上办公室开窗通风少，结果导致脑部缺氧，出现头晕、乏力等症状。那么，他们可以每天清晨选择空气清新的地方做做腹式呼吸。做腹式呼吸时，最好配合意守丹田，这对养心安神、强肾健脑都有好处。方法是，在呼吸时，深吸一口气后，通过意念把气停留在丹田（肚脐下3寸处）一会儿，然后静留几秒或想象一件美好的事，再把气呼出。

腹式呼吸法同样也适用于因久坐少动、粗纤维食物吃得少造成的大腹便便、习惯性便秘者；或者因心神不安造成的失眠者；或者因生殖系统血运障碍造成的女性卵巢、子宫、附件的炎症，男性前列腺肥大者；或者因呼吸浅短无力，血液中含氧量低，再加上饮食失衡、运动不足，造成阴阳、气血、脏腑营卫不平衡，即亚健康状态者。

腹式呼吸的最大特点是，能够增加膈肌的活动范围，而膈肌的运动直接影响肺的通气量。研究证明：膈肌每下降1厘米，肺通气量可增加250～300毫升。进行3个月的腹式呼吸锻炼，一般可使膈肌的活动范围增加2～3厘米，半年后可增加4厘米，这对肺功能的改善大有好处，是老年性肺气肿及其他肺通气障碍患者的重要康复手段之一。

做腹式深呼吸也可与胸式呼吸相结合，这便是呼吸系统的交替运动。如能长年坚持每天做腹式深呼吸，相信会收到强身延年的奇效。

腹式呼吸的注意事项

第一，呼吸的深度和频率一定要因人而异，呼吸时应自然、均匀、平缓，不故意憋气，不用力，不疲劳，不可有一丝一毫的勉强。

第二，患有心脑血管病及哮喘病的朋友，应谨慎掌握呼吸的深度和频率，不要过度呼气和吸气，避免发生头晕、心慌等不良反应。

以笑养肺，何“忧”之有

俗话说“笑一笑，十年少；愁一愁，白了头”。其实，笑使人健康长寿的益处是从健肺开始的。

笑能使人体气机升降

养肺的方法有很多，“笑”可能是最“便宜”且有效的一种。尤其对呼吸系统来说，大笑能使胸部扩张，人在笑中还会不自觉地进行深呼吸，调节人体气机升降，清理呼吸道，使呼吸通畅，还能扩大肺活量，改善肺部功能。中医更有“常笑宣肺”一说。笑不仅使人心情舒畅，还能保持心火不旺，让心气平和，对肺好处多多。因为心属火，肺属金，火克金，所以火旺对肺脏不利，心脏不好自然会影响肺的功能。笑则气缓，紧张的气氛消失了，悲哀的情绪自然也被抑制住了。另外，金克木，肺气的下布还可使肝气平和，从而稳定情志。

笑还可以消除疲劳，驱除抑郁，解除胸闷，恢复体力。发自肺腑的微笑，可使肺气布散全身，使面部、胸部及四肢肌群得到充分放松。特别是清晨锻炼时，若能开怀大笑，可使肺吸入足量的清气，呼出浊气，加快血液循环，从而达到调和心肺气血、稳定情绪的目的。

现代医学也有研究证明，笑对机体来说的确是最好的一种“运动”，不同程度的笑对呼吸器官、胸腔、腹部、内脏、肌肉等器官有适当的调节作用。大声笑还有预防感冒，缓解关节痛的作用，能够使交感神经兴奋性增高、心跳节律加快、心肌收缩力增强、血液循环加速，并使胸部肌肉与内脏活动度加大。

不良情绪会加速肺功能衰退

美国科学家的一项最新研究成果显示，肺功能会随着年龄的增长而出现正常的衰退现象，但生气和敌对情绪会加速肺功能衰退。哈佛大学公共卫生学院学者还发现，生气、敌对情绪和压抑会引起心脏病、哮喘等疾病。相反，当人心情乐观愉快时，人体可以提高抗病能力，心态乐观的人英年早逝的概率比悲观的人低50%。

因此，我们可以得出健康长寿的秘诀：一不能生气，二要保持开心。这样心情好，人的五脏强盛、气血调和，阴平阳秘，就能健康长寿。

生活中每个人都要学会“笑”对人生，多看喜剧片，收听相声、小品，多读笑话，多欣赏漫画，使自己笑口常开，青春常在。尤其是操劳了大半辈子的老年人，更应该多为自己的身体着想。要知道，自己的健康也是儿女们的福气，也是对儿女们的一种支持。

不过，开口笑要发自内心真诚地笑，如果只是装出来的笑，对身心反而不利。因此，在笑之前一定要先将自己的痛苦抛弃，然后用真诚的心感受美好世界，发自内心地去笑。

值得注意的是：笑必须适度，否则会“乐极生悲”。过分地笑，失常地笑，对心肺都有害，也会伤气。

燥者濡之，清润之品当属银耳和秋梨

肺喜润而恶燥，燥邪最易伤肺。秋天气候干燥，会伤人阴津，使人感到皮肤干燥、口干鼻燥、咽痒咳嗽、干咳少痰、声音嘶哑、便秘、小便少等。历代医学家都认为，秋季防燥要注意饮食调理。

对肺阴虚者的治疗宜“燥者濡之、燥者润之”，以清润之品保肺养阴，使肺体清静安宁，抵御燥气，推迟老化。秋季润肺防燥，当属银耳和秋梨。

银耳滋阴、润肺、养颜

银耳被人们誉为“菌中之冠”，既是名贵的滋补佳品，又是扶正强壮之补药。历代皇家贵族都将银耳看作“延年益寿之品”“长生不老良药”。

中医认为，银耳有滋阴补肾、润肺、降火、生津止咳、强精、强心健脑、提神补血、补气等功能，尤其适合阴虚体质的人或阴虚火旺的病人。现代医学研究发现，银耳富含天然特性的胶质，加上它的滋阴作用，常吃可润肤养颜，并有祛除脸部黄褐斑、雀斑的功效。银耳还含有粗纤维，能够减肥，非常适合女性和肥胖人士经常食用。另外，银耳对高血压、血管硬化、眼底出血、肺结核、咳嗽等病证也有良好的防治和调理效果。

此外，银耳能清肺热，所以外感风寒者要谨慎食用。

需要提醒的是，很多人用热水泡发银耳，因为热水泡发的速度快，但是这会影响银耳泡发的数量，而且也会影响银耳的口感（用热水泡发的银耳口感黏软）。正确的泡法是：

用凉水（秋冬季节可用温水）泡发，泡发后应去掉未发开的淡黄色根部。

银耳多用于药膳，下面给大家介绍几种做法。

银耳雪梨粥：大米30克洗净煮粥。银耳水发30克，雪梨切块50克，米烂时加入，小火煮10分钟。此粥清燥润肺，用于肺阴不足引起的干咳少痰、胸闷等症。

银耳粥：将银耳10克泡发，切碎，与大米50克一同煮粥食用。此粥滋阴润肺、养胃强身，适用于中老年人身体虚弱，患有高血压、高血脂及慢性支气管疾病的人食用。

银耳茶：银耳20克，水发泡软，青果10克，小火煮约10分钟，加入菊花10克，绿茶5克，冰糖少许，代茶饮。此茶清热利咽，用于因上焦虚热引起的喉咙肿痛等热证。

秋梨清热、生津、消痰

几千年来，中医一直将梨用于生津、润燥、清热、化痰。据《本草纲目》中记载，梨“润肺凉心，消痰降火，解疮毒酒毒”。

中医认为，梨性寒、味甘微酸，归肺、胃经，适用于热咳或燥咳、热病津伤或酒后烦渴、消渴等。现代医学研究证明，梨对急性支气管炎和上呼吸道感染引发的咽喉干、痒、痛、音哑、痰稠、便秘、尿赤等都有良好疗效。近年来，科学家还发现，因为梨能降低血压，清热镇静，减轻头晕目眩、心悸耳鸣等症状，所以吃梨对高血压、心脏病患者也大有裨益。而且梨的营养丰富，能保护肝脏，帮助消化，所以也常用于肝炎和肝硬化的食物疗法。

秋季燥气主令，易伤肺，好在秋梨上市，此时适选进食，可谓正中其邪。但是梨性寒，对内在阳气不足或外感风寒引起的咳嗽，就不能吃梨，尤其是不能食生梨。梨能润肺止咳，但适宜于燥咳，且宜隔水蒸，或者煮着吃。同时，胃寒、腹泻者忌食生梨；女性产后、小儿出痘者也不宜食生梨。另外，梨一次也不宜多吃。尤其脾胃虚寒、腹部冷痛和血虚者，不可以多吃、久用，否则易伤脾胃、助阴湿。

梨也有很多种类，一般来说，入药的主要是鸭梨和雪梨。下面为大家介绍几道用秋梨制作的药膳：

● 秋梨粥

秋梨2个，大米100克。将秋梨洗净后连皮带核切碎，放入锅中，加水适量，再放入大米煮粥。此粥对秋燥症有独特的疗效，秋季可常吃。

● 银贝雪梨汤水

银耳20克，川贝母5克，雪梨1个，冰糖20克。将洗净的银耳、川贝母、雪梨、冰糖放入小碗内，隔水炖或上笼蒸30分钟即可。此汤具有清热润肺和止咳化痰的作用，适用于肺热咳嗽、干咳无痰的患者。

● 雪梨鸭汤

雪梨2个，鸭肉250克，荸荠100克。将雪梨去皮、核，切片；荸荠去皮切片；鸭肉切块放入砂锅中同煮，熟后加盐调味，每周服用1次。此汤具有清热、养阴、益肝的作用，适用于慢性肝炎属阴虚内热者食用。

川贝蜜糖炖梨

川贝母粉10克，鸭梨1000克，阿胶100克，蜜糖少许。先把鸭梨去芯、切块，同川贝母粉、阿胶一起放入炖盅中，小火炖1小时即可。炖熟的贝梨膏，每次服用10克，每天服2次，蜜糖可在吃前放进去。此方滋阴润肺，可治疗咳嗽燥热、久咳不愈、痰中带血等症，尤其适合肺燥引起的咳嗽。

雪梨葡萄饮

将雪梨、葡萄榨汁，加入蜂蜜适量，混匀饮服，每天2～3次。此方生津止渴除烦，适用于热病烦渴、声嘶、咽干等由燥邪引起的病症。

炖雪梨豆根

取雪梨1个、山豆根粉1克、白糖适量。先将雪梨洗净去皮，切成片状，放入锅中，加适量水，煎沸半小时，加入白糖调味，然后在雪梨水中调入山豆根粉即可。雪梨性味甘微酸凉，入肺、胃经，生津润燥、清热化痰；山豆根性味苦寒，入肺、胃经，清热解毒、利咽喉。适用于慢性咽炎，主要表现为咽喉部干燥、发痒、灼热、微痛，严重者可导致咽喉部充血、肿大、声音嘶哑或咯痰不止。

百合粥：献给“老慢支”的补益美食

中医认为，百合味甘性微寒，归心、肺经，有养阴润肺，清心安神的功效，适用于肺虚劳嗽所致的干咳少痰，痰中带血及热病后期虚烦失眠等症。并且百合味甘能补虚，微寒能清热，故属滋养清热之品，入心经则清心安神而能益智，入肺经则清肺润肺而补肺，被古人誉为“渗利和中之美药”。现代医学研究证实，百合可以增强免疫力，对免疫功能低下者尤宜，并有抑制肿瘤细胞增殖的作用。百合还有提高机体耐受能力，镇咳、平喘、祛痰、止血及安眠等作用。

久咳不愈找百合

中医将百合入药使用，主要就是用在慢性肺部疾病，如慢性支气管炎、肺气肿或久咳不愈等。百合性微寒，润肺补气，能治疗久咳不愈，适合燥邪伤肺引起的一系列病证，此类型的人典型表现就是一直干咳。

久咳不愈的人通常会伤肺气，损肺阴，这类病人平常多吃点百合、红枣有好处。用中医治疗时，常给他们开百合固金汤。百合固金汤非常适合气阴两虚而久咳不愈的病人，对肺结核所致的顽固性咳嗽也很有好处。

秋季肺阴受损，容易引发慢性支气管炎、哮喘、反复感冒等疾病。慢性支气管炎是中老年人的多发病，也是一种顽症，很不容易治愈。因此，民间曾有“名医不治喘，治喘怕丢脸”的说法。

其实，对于老慢支患者来说，喝点百合粥润肺补气、止咳化痰是最好不过了。有位中学教师，患老慢支多年，每到干燥的秋季就会不停地干咳，晚上睡着了都会经常咳醒。甘草片、止咳露是家中的常备药，吃了这些药可以缓解一阵子，可无法根治。说起来干咳算不上什么致命的大毛病，可他要经常讲课，给教学工作带来了不少的麻烦。一次，他在一家中医门诊遇到了一位和蔼可亲的老中医，于是长叹一声，道出满肚子的“苦水”。老中医建议他常喝百合粥，因为百合有良好的止咳作用，可以慢慢改善肺功能。具体做法：把鲜百合冲洗干净，逐瓣掰开，放入沸水锅内略焯后捞出，再用凉水浸泡半小时；再把糯米淘洗干净，用凉水浸泡半小时，捞出沥干水分；将锅中加入适量凉水，先放入糯米，用大火烧沸，再下入百合，改用小火熬煮成粥。如果喜欢吃甜食还可加冰糖调匀，再稍焖片刻食用；或者熟烂后加点蜂蜜。如要增强滋阴润肺的功能，可以在百合粥内加入银耳；如要加强清热解毒的功能，可以加绿豆。

听了老中医的话，他满心喜悦，迫不及待地去了一家超市买了几斤百合回家。当晚便煮了一锅，开始了他的喝粥行动。每天晚上就像吃药一样地喝上一大碗，喝了一个多月，他干咳的毛病不知不觉地就好了。

风寒感冒引起的咳嗽不宜用百合

百合对治疗燥咳，效果的确很好，但寒咳的患者就要慎用了。患有风寒感冒的病人，主要症状就是痰多，且痰呈稀白泡沫状，要用生姜一类的药物治疗。另外，脾胃虚寒、腹泻便溏者也不宜食用性寒的百合。

肺娇易为邪伤，按摩浴鼻挡邪气

中医认为，“肺为娇脏”，强调肺这个脏器很娇弱，“温邪上受，首先犯肺”，肺是最容易受到外来有害物质侵害的脏器。

《医贯》中说：“盖肺为清虚之府，一物不容，毫毛必咳。又肺为娇脏，畏热畏寒。”肺开窍于鼻，鼻子是呼吸道通向外面的大门，有吸入氧气、呼出二氧化碳的作用，但也往往是细菌病毒进入体内而致病的通道，产生的毒素不仅会引起肺部疾病，其他脏器也受牵连。大量医学资料表明，老年多器官功能衰竭的发病诱因中，肺部感染高达82.8%。

六邪对肺的伤害很大

六邪对肺的伤害很大，肺“恶寒、恶热、恶燥、恶湿，最畏火、风”。所以，养肺特别要注意防止感冒、受凉、发烧、淋雨、被狂风吹等。

肺开窍于鼻，鼻子不灵，同时经常咳嗽，甚至呼吸困难，这是肺功能逐步衰退的标志。鼻子为邪气侵入肺脏的门户，不少人鼻腔黏膜对冷空气过敏，秋季一到，便伤风、感冒、流鼻涕。你知道为什么吗？人们之所以易患感冒，与鼻腔温度下降有关。当鼻腔黏膜温度下降到32℃左右时，免疫功能会下降，各种病毒便乘虚而入，像病毒性流感、上呼吸道感染、肺炎等呼吸系统感染疾病中，80%是由鼻腔缺乏应有的防御功能而引起的。

因此，鼻子的保健工作不可忽视，很有必要经常按摩鼻部和用冷水浴鼻。

按摩鼻部的方法

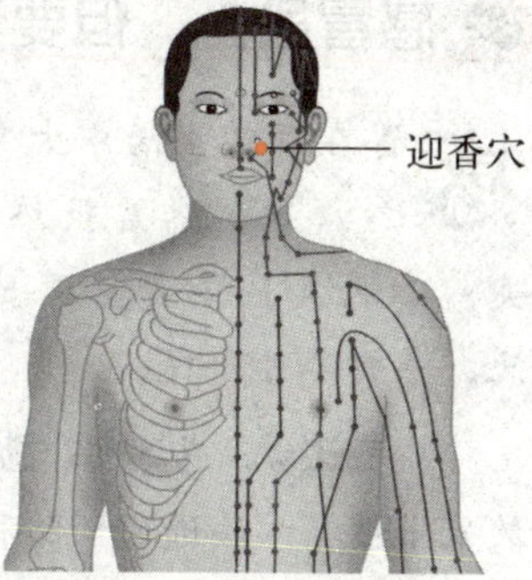

将两手拇指外侧相互摩擦，产生热感后，用双手拇指外侧沿鼻梁、鼻翼两侧上下按摩30次左右。然后再按鼻翼两侧的迎香穴（在鼻翼外缘中点旁，当鼻唇沟中）15～20次，每天早晚各做一遍，可增强鼻部的耐寒能力，也可治伤风、鼻塞不通等。

冷水浴鼻的方法

每天清晨或傍晚，用冷水清洗鼻腔，则效果更好。浴鼻的方法是：双手捧起冷水，先让左鼻孔缓慢吸水，后让右鼻孔缓慢吸水，吸完水后，最好让水在鼻腔内滚动几下（如吹鼻泡一般），并停留片刻（闭气不息），然后再把水擤出来。抬头换气后，反复做3～5遍，以鼻有痒感或打喷嚏为佳。冷水浴鼻时，鼻部血管接触冷水收缩，离开冷水血管扩张，这样一张一缩，就是很好的"血管操"，既增强抗寒能力又增强抗病能力。另外，浴鼻后最好按摩两侧迎香穴，用双手食指指腹反复按揉36下。

有呼吸系统基础病的人群，要减少外出。如果必须外出的话，应戴上口罩，回家后的第一件事是洗脸。平时多喝水，既能赶走干燥，保持呼吸道通畅以及湿润，也能加快体内废弃物的排出。多吃一些富含维生素C、维生素E的食物，如柠檬、橙子、猕猴桃等，以帮助身体排出微尘。

感冒虽小，但要着“手”调治

感冒在日常生活中太常见了。俗话说，“感冒是百病之源”。感冒虽然不是什么大病，却可以诱发肺炎、心肌炎、肾炎、风湿性关节炎等许多严重疾病。因此，感冒不可小视。

中医认为，感冒属外感风邪，常由肌表侵入内脏而发病，故采用按摩方法进行预防和治疗往往能收到良好的效果。

搓手预防早期感冒

手掌拇指根部，医学上叫大鱼际，由于肌肉丰富，伸手时明显突起。大鱼际与肺关系密切，每天搓搓，对预防感冒大有帮助，且对咽痛、打喷嚏等感冒早期症状有效。

搓手的方法很简单，对搓两手大鱼际，搓法似双掌搓花生米一样，一只手固定，另一只手搓动，两手上下交替，搓1~2分钟，整个手掌便会发热。

按摩人中穴和风府穴增强免疫力

人中穴又称“水沟穴”，位于人中沟上1/3与下2/3交界处，这个穴位特别敏感，掐起来特别痛，是突发疾病常用的急救穴。风府穴在后发际正中直上1寸，枕外隆凸直下凹陷处，为风寒入侵的门户，又为治疗感冒或伤寒的要穴。

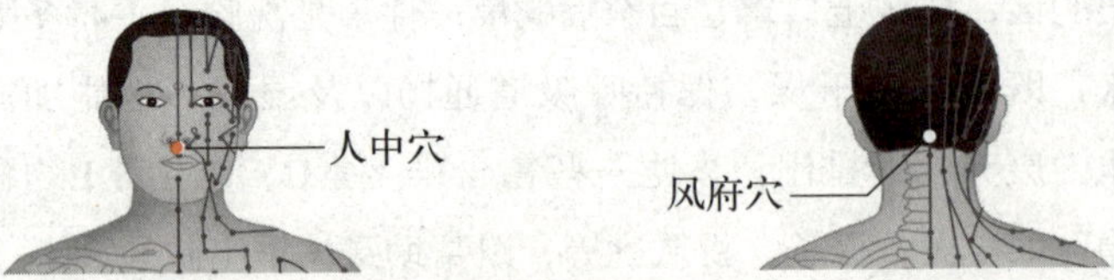

人中穴和风府穴均属督脉，督脉主一身之阳。因此，按摩两穴可以扶助正气，抵御风寒，起到“正气内存，邪不可干”的作用。另外，摩擦这两个穴位，在局部产生了生物电，加速了血液循环，增强了人体抵抗力，从而提高了人体的抗病能力，所以能预防感冒。

具体方法是：用大拇指和食指在两穴各捏十几下即可。按摩可以在以下两个时候进行：一是在每次脱衣前或起床穿衣前，二是从室内到室外前。

揉搓迎香穴缓解鼻塞流涕

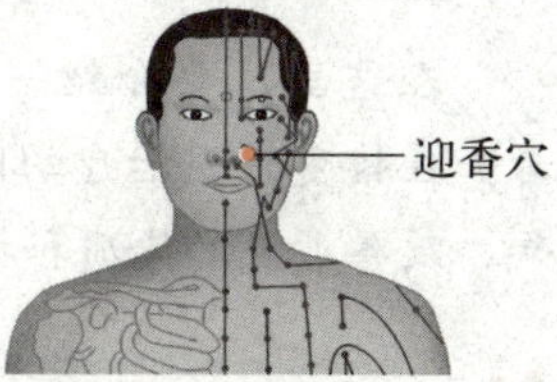

迎香穴位于人体鼻翼外缘中点旁，鼻唇沟中间。用两手的食指分别按住鼻翼两侧的迎香穴，然后按照顺时针和逆时针的方向各搓摩50次，有酸胀感且向额面部放射为宜。此法能够起到祛风寒、通鼻窍的作用，特别适合用于感冒引起的鼻塞、流涕等症状。

揉大椎穴缓解发热

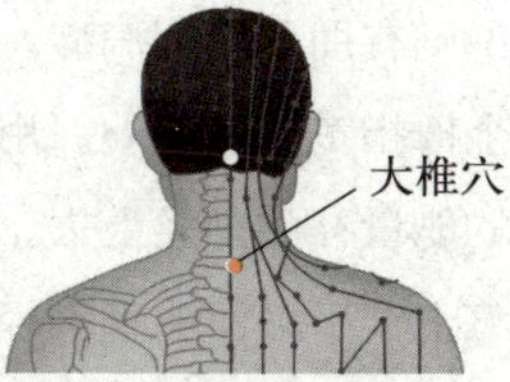

大椎穴在颈后正中，一个较大的骨头突起的下缘，即第7颈椎棘突的下缘。用一只手的食指、中指，用力按住大椎穴，揉动100～200次，可用双手交替揉。此法能够起到降温退热的作用，特别适合治疗感冒后高热不退的病症。

哮喘：手上就有通肺气的良药

大家都知道哮喘病与过敏有关。但是，为什么接触同样的物质，有的人不发病，而过敏体质的人会诱发哮喘呢？原来，过敏体质的人体内免疫球蛋白A的含量较常人低，抗病能力较差。因此，提高患者的抗病能力是治疗哮喘病极其有效的方法。况且，哮喘相对稳定的阶段，是“扶正治本”的最佳时机。跟打仗一样，只有在战斗的间隙，我们才有条件去修筑工事、补充弹药、提高战斗力，为打退下一次敌人的进攻做好准备。在一次次的良性循环中，人的“战斗力”逐步强大起来，哮喘可望逐步好转，直到痊愈。

在这里，要介绍一种简单的自我按摩疗法。哮喘患者如在接受正规治疗的同时坚持操作，将更有助于扶助正气，改善患者的体质和提高抗过敏的能力。

哮喘的按摩疗法

按摩尺泽穴

正常人经常揉捏尺泽穴可以预防哮喘，对于哮喘病人来说则有助于缓解病症。尺泽穴位于肘内侧横纹中，偏外侧一个拇指宽的凹陷处。用大拇指揉这个穴位，可以把肺经多余的能量补到肾经上去。哮喘病多是逆气上来所致，当体内之气上实下虚、头重脚轻时，称肾不纳气，就是肾虚。通过揉尺泽穴可以把气降下去，这个穴位有降逆气的作用，自然会缓解哮喘的病症。

● 按摩丰隆穴

哮喘发作期间，痰较多，丰隆穴主治咳嗽多痰。如痰多者，取坐位，以一手的中指指腹，按揉丰隆穴（外踝尖上8寸，距胫骨前缘2横指）。做完一侧换另一侧。另外，古话说：“鱼生火，肉生痰。”肉吃多了，尤其是猪肉吃多了，极易生痰。所以，痰多者应减少自己的食肉量，多吃些清淡的食物才行。

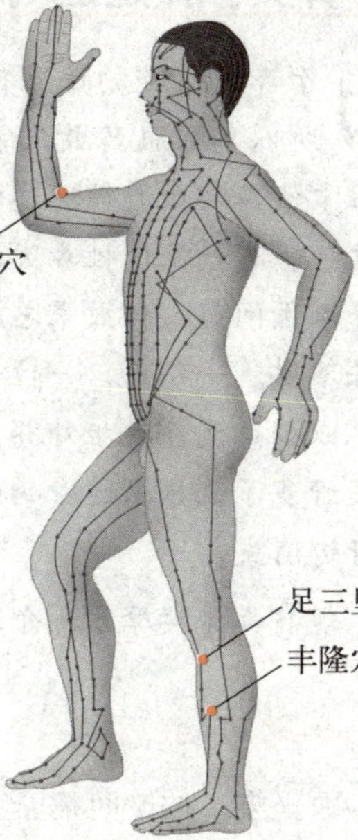

● 按摩足三里穴

足三里为保健要穴，有强壮作用。按摩足三里，可以补脾益肺，培土生金。足三里穴位于髌骨下缘3寸，胫骨前嵴外一横指（拇指指关节横度）处，用大拇指或中指按压足三里穴，注意每次按压要使足三里穴有针刺一样的酸胀、发热的感觉。

按摩提示

每个穴位按摩3～5分钟，每天1～2次。

鼻炎：补足正气就能好

由于鼻部所处的位置特殊，内服药物难以渗入病灶，所以单靠服药效果常常不佳。最好的办法是通过按摩推拿使鼻部血液循环通畅，增强抵抗力，鼻炎症状将大大改善。有一位慢性鼻炎患者，花费了很多时间和精力，四处求医问药，但效果总是不尽如人意，时好时坏，让他痛苦不堪。一年前，一位老中医向他推荐了一套鼻部按摩法，以强正气，抗拒外邪。通过一年多的自我保健，他的鼻炎好多了，原来随身携带的各种抗过敏药物也早已从他的身边消失。

现将具体按摩方法介绍如下。

按摩要求

取坐姿，按摩时需全身放松，呼吸平和。病情轻者每日早晚可各按摩一次，1周内即有见效；病情重者，每日早、中、晚各按摩一次，20天即见疗效。如坚持按摩，可获痊愈。

具体按摩办法

● 热指快速推拿鼻梁

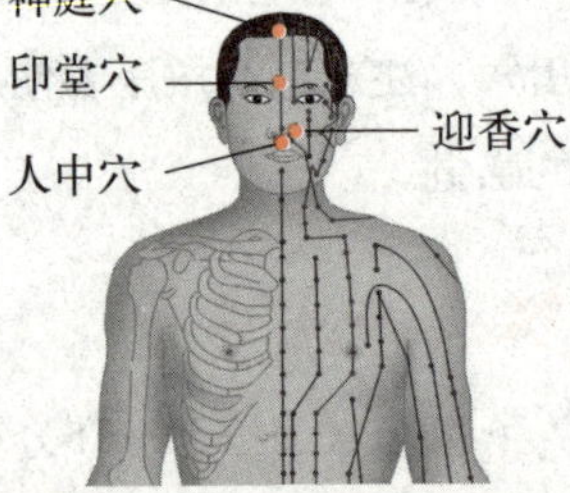

先将双掌用力搓得火热，接着以左右两手的中指指腹同时夹紧鼻梁两侧，并顺着鼻梁用力向上推至神庭穴（发迹边缘，当前发际正中直上0.5

寸），紧接着又向下推至鼻翼旁，推行速度宜快，一上一下为一次，须快速推一百次左右，使鼻腔内有火热感为佳。

● 热指按揉四个穴位

上式结束后，再将双掌搓得火热，仍以双手中指指腹分别按揉以下三个穴位：

其一，按揉迎香穴。方法是：将双手中指指腹压在迎香穴上用力按揉1分钟左右，以有酸疼感为佳。

其二，搓揉鼻准（俗称鼻尖）。方法是：用双手中指指腹同时夹紧鼻准，用力揉搓1分钟左右，以鼻腔内有火热感为佳。

其三，按揉印堂穴。方法是：将双手中指指腹同时按在两眉中心的印堂穴，并用力按揉1分钟左右，以产生酸痛感为佳。

其四，揉转人中穴。方法是：用一指尖轻按人中穴，以顺、逆时针方向各揉转50次。

● 热掌抚揉面庞

上式结束后，再将双掌搓得火热，抚按于脸庞上，片刻，再用左右手各自向相反方向弧形揉搓脸部，使脸上血管扩张，加快鼻腔周围血液循环，使脸庞有热感为佳。

按摩提示

1. 必须先将双掌搓得火热，再按摩才有效。

2. 在按摩鼻梁和鼻准时，必须使鼻腔内有燥热感，才能达到保健效果。

泻肺补肾的尺泽穴

尺泽穴是肺经合穴，属水。“合”即汇合之意，经气充盛，由此深入，进而汇合于脏腑，恰似百川汇合入海，故称为“合”。“尺”暗指人体肾脏，“泽”暗指阳光雨露中的雨露，雨露有灌溉的含义，即灌溉肾，也就是说尺泽是补肾的要穴。肺气化肾水，则肺气不壅滞于胸，水可涵木，则肝火得肾水而平，所以此穴可治上实下虚的高血压、哮喘、遗尿等证。

尺泽穴取穴方法

手心朝上，尺泽穴位于肘内侧横纹上偏外侧一个拇指宽的凹陷处。

按摩尺泽穴宣肺气，泻肺热

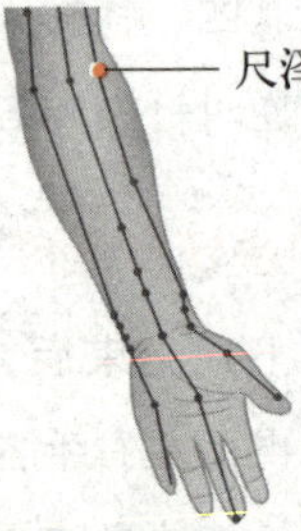

尺泽穴的一个主要作用是泻热，因此对肺经热引起的咳嗽气喘、胸部胀痛等病症是有效的。揉、捻这个穴位，能清肺热，降逆气，治咳逆上气、咳吐脓血等。

按摩尺泽穴的具体方法是：微屈肘，用一手拇指腹放在该穴上，其余四指放在合适的部位，相对揉捻36次，然后用同样的手法再揉捻对侧的尺泽穴36次，有放射性酸胀感效果好。比如说，金能克木，肝火旺，肺就虚弱，脾气大又经常克制自己不发火的人，常会感到胸中堵闷，喘不上气来，此时可揉捻尺泽穴。

尺泽穴——补肾及调节身体虚实

尺泽穴为肺气汇合之处，可以疏通肺经。中医认为，肺主宣发肃降，调理肺经的功效是非常巨大的，上可疏解肝经之郁结，中可运化脘腹之湿浊，下可补肾中之亏虚。所以尺泽穴是最好的补肾穴，通过降肺气而补肾，最适合上实下虚的人，高血压、哮喘患者多是这种情况。

肺属金，肾属水，金能生水，就是说肺气足了就可以补肾。尺泽穴又是合穴，属水，所以这种补肾的方法叫做泻肺补肾。其实，泻是一种能量的转化，把肺经上多余的能量转化到肾经上去。因为上焦的能量过多，让人觉得胸热、胸闷、胸痛，总有火气，总想吃点冰凉的东西，而同时却两脚冰凉，形成上实下虚之证。此时，不能盲目地泻火，要把它转化，而揉尺泽穴就是很好的方法。

很多人有高血压，一按尺泽穴会非常痛。痛就说明你按对穴位了，以后就每天揉按这个地方，可以降血压。

合谷穴：头面痛证的克星

合谷穴是手阳明大肠经的原穴。说起合谷穴，其独特的功效在于止痛，特别是止头面部的疼痛症。《灵枢·杂病篇》曰："齿痛……恶清饮，取手阳明。"《针灸甲乙经》曰："齿龋痛，合谷主之。"四总穴歌有"面口合谷收"等，这些都是用合谷穴治头面五官疼痛的记载。

合谷穴取穴方法

合谷穴俗称"虎口"，位于手背虎口直上1横指，拇指和食指间肌肉丰厚处；可将一手的拇指横纹放在另一手的虎口沿上，屈拇指时指端处即为合谷穴。以取右手的合谷穴为例，先将右手伸出，四指并拢并与大拇指分开，暴露出虎口；再将左手伸出，四指并拢，轻握拳，大拇指朝上、竖直伸出，将大拇指指横纹正对右手虎口边，大拇指自然屈曲按下，大拇指指尖所指处就是右手的合谷穴。取左手的合谷穴时，换右手操作即可。

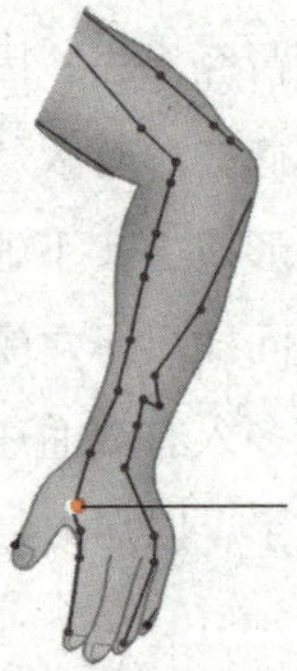

按摩合谷穴的方法

具体操作方法为：保健按压时，用拇指和食指捏拿两侧合谷穴各50下，每天1次，需长期坚持。治疗牙痛时，可先含漱食醋3～4毫升，每次含漱3分钟后咽下，重复3～4次，然后用大拇指按压合谷穴20分钟，力量可以大些，没有不良反应和危险，以感到酸胀且能够忍受为度。通常半小时后疼痛可逐渐消失。注意左侧牙疼，按摩右侧合谷穴；右侧牙疼，按摩左侧合谷穴，力度以能忍受的疼痛为宜。也可取冰块置于合谷穴上，即人们俗称的虎口处，一般冰敷5～7分钟，牙疼即可止住。

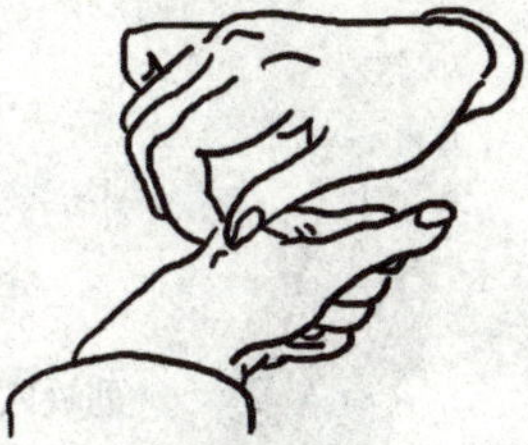

保健法

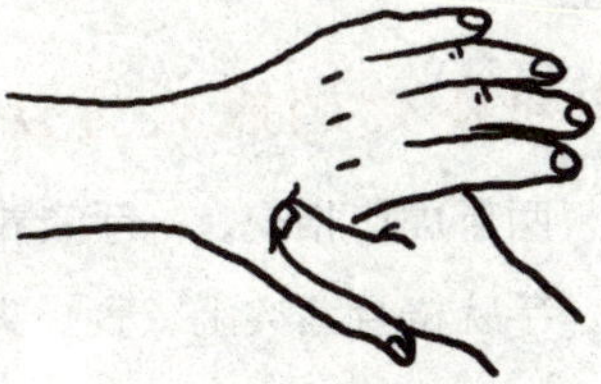

止痛法

按摩合谷穴的作用

按摩合谷穴对治疗感冒、头痛，眼、耳、鼻、齿、咽喉、颈、肩、臂部病症及嗅觉不灵、中暑、发热、痛经等病证皆有良效。在临床上，合谷穴常用于治疗齿痛、牙龈肿痛、头痛以及上颌窦手术后疼痛、喉咙疼痛、面部神经麻痹、舌炎、腮腺炎等疾病。

头项疼痛，肺经列缺穴来帮忙

列缺穴是手太阴肺经的络穴，为八脉交会穴之一，通于任脉。此穴位于三经交会处，因此不仅对肺经，而且对大肠经和任脉的经气都具有很好的调节作用。

很多时候，我们会因为偶感风寒而引发头痛，这时就可以通过按揉列缺穴来疏卫解表，还可以结合热毛巾敷额头的方式一起进行。

列缺穴的取穴方法

两手虎口相交，一手食指压在另一手腕桡骨茎突上，食指尖所指小凹陷处取穴。

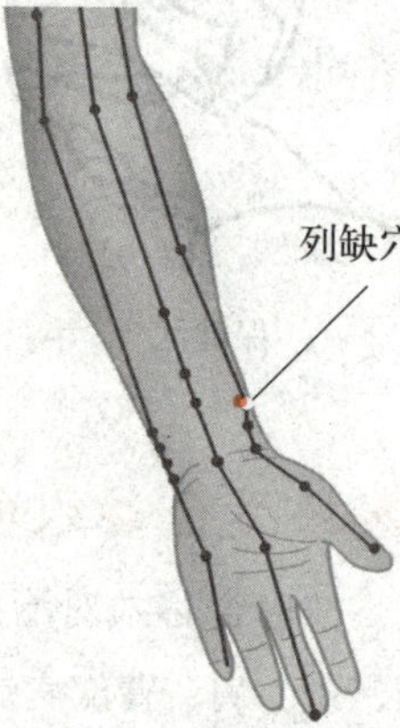

头项不适找列缺

“头项寻列缺”，这是《针灸大成》中流传很广的一句歌诀，意思很简单，是说有头项问题找列缺穴。列缺穴能宣肺散邪、通调经脉，因而有迅速缓解突发性疼痛的功效。头痛、偏头痛、颈椎病、落枕等，只要是脖子以上的病痛，按摩列缺穴都能奏效，不管是风寒头痛，还是风热头痛，疗效都较好。列缺穴的按摩以掐揉为主。

第六章

养肾就是养先天之本

肾气不外泄，人多活三十年

元气是先天之气，一生只有一小罐，应该滋养它。肾气是元气之根，人体五脏的根，所以肾气不能过度用，你如果把它提前都用光了，那五脏六腑需要的时候就没了。它就像是国家的国库一样。所以，要善于藏精、善于藏气。那么，我们应该怎么做呢？

“咬牙切齿”防止肾气外泄

有位精神饱满的老先生九十有三，生活得快快乐乐、健健康康。有人问他高寿的秘诀是什么？他简单地用四个字来回答：咬牙切齿。

这里的“咬牙切齿”，并非真的要人去极端仇视或痛恨什么，而是借此比喻要像人在愤怒时“咬牙切齿”那样，每天“咬牙切齿”一番。

具体方法是：空口咬牙，犹如“咬牙切齿”状，先咬紧再放松，再咬紧再放松，反复练习，每天做百次即可，如能在排便时将上下牙咬紧，可防止肾气外泄，起到固齿的作用。

珍惜精气，节戒色欲

精是人体赖以生存的高级精微物质，精充则体健寿长，精耗则体衰而不能尽其天年。俗话说：“饱暖思淫欲。”一些人手上有了钱，就去花天酒地，过着糜烂无度的生活，不知节戒色欲，珍惜自己的精气，尽管有很好的营养来调补，有优越的生活环境，也只是金玉其外，败絮其中，是不会健康长寿的。历代帝王的寿命就可以说明这个问题。据说，清朝乾隆皇帝之所以长寿，活到89岁，全靠御医教他“远房帷，习武备”之故。当然，如果只讲习武，不注意保精，长寿也是不可能的。

所以，当你与妻子“乐不思蜀”的时候，请千万注意“度”，如果长期沉醉于性生活中，往往会出现精神不振、头晕目眩、失眠健忘、腰酸背痛、耳鸣耳聋等肾虚现象。所以夫妻间的性生活，最好能根据两个人的身心状态，找到适合的规律和方式进行。

另外，中青年人冬三月要减少同房，因为冬天主肾，肾是主封藏的，主要是藏肾气。春三月可泄，冬三月不可泄。中青年还要注意夫妻房事只能阳出不能死出，这一点很重要。什么叫阳出，夫妻房事后，男性应该在勃起的状态下就分离，这样第二天肾气还在，不会疲倦，如果不是这种状态，第二天早晨会疲惫不堪，肾气已泄。

食疗防“泄”

中医认为，房事不当有“七损”，其中有一损叫“泄”，指房事中大汗淋漓。此种情况除了性生活过程中汗多外，房事后还会出现四肢发冷，心慌气短，咽喉干燥，关节酸痛，全身乏力等症状。这是因为阳气外泄，伤阴伤阳所致，在体质虚弱者或中老年人中比较常见。这时需要补充一些补气补血的食物，如桂圆、大枣、莲子、鸡、鸽等食物，有助于补气滋阴，止汗固精。

老人藏精多食“子”

种子是为一个即将萌发的生命储备能量，是植物中能量最集中的部分，所以吃种子具有增加能量、补肾阳的作用。

很多老中医，对肾虚精亏的患者经常推荐一服名为“五子衍宗丸”的古方。该方最早收录于《摄生众妙方》，由枸杞子、菟丝子、五味子、覆盆子、车前子五种植物的种子组成。古谓该方有填精、补髓、益肾的作用，称为种子方。该方最早用于治疗男性肾虚精少、阳痿、早泄、遗精、精冷，后来扩展到治疗尿频、遗尿、夜尿多、流口水，乃至妇女白带多，并且对某些因肾精不足导致的不孕不育也很有效。现代医学证实，五子衍宗丸对提高机体免疫力，降低血糖、血脂也有一定作用。

所以老人藏精，不妨多吃种子。常见的补肾种子如下。

枸杞子：能补气、补血、降火祛风湿，久服可轻身不老、耐寒暑。用枸杞子清炖牛鞭，既是名菜，又是壮骨益精的良药，可治疗阳痿、遗精等证。

五味子：能敛肺滋肾、涩精止泻。特别对有肾气不足，精关不固，遗精，滑精；脾肾虚寒，五更泄泻；热伤气阴，汗出体倦，心烦口渴；心肾阴虚，心失所养，虚烦不眠，心悸多梦；自汗、盗汗等老年患者更有好处。

菟丝子：能补肾固精、养肝明目、安胎固冲，对肝肾不足的腰膝酸软，筋骨疼痛，腿脚乏力、阳痿、遗精等病证都有较好效果。将菟丝子和大米煮粥吃，每日早晚温热服食，

10天为一疗程，适用于肝肾亏虚所致的腰膝筋骨酸痛、腿脚软弱乏力、阳痿、遗精、早泄、小便频数、夜尿频多、尿有余沥、头晕眼花、视物不清、耳鸣耳聋，以及妇人带下病、习惯性流产等病证。

覆盆子：可益肾固精缩尿、助阳、明目，适用于肾虚不固、遗精、滑精、遗尿、尿频、肾虚阳痿、肝肾不足之目暗不明者。如《千金方》中记载，覆盆子与沙苑子、山茱萸等同用，治梦遗、滑精。

女贞子：可滋补肝肾、清退虚热，适用于肝肾阴虚，腰酸腿软，头晕目眩，视力减退，须发早白以及阴虚阳亢、耳鸣、头痛、烦躁不眠等患者。著名的中成药“二至丸”，就是由女贞子配墨旱莲制成，有补肾滋阴之功，常服对阴虚诸症很有疗效。“二至丸”的制作方法是：取女贞子，去梗叶，用酒浸一昼夜，擦去皮，晒干，研为末；把鲜墨旱莲捣汁熬浓；将墨旱莲浓汁和女贞子药末做成丸，如梧桐子大。每次9克，每日2次，空腹用温开水送服，可以治疗肝肾阴虚、头昏眼花、腰膝酸软、失眠、多梦、遗精、口苦咽干、须发早白等疾病。

预防肾病的方法

饮食宜清淡，减少盐的摄入。要平衡膳食，戒烟限酒，适当多饮水，不憋尿。坚持运动，控制体重。避免滥用药物（如朱砂安神丸、龙胆泻肝丸、雷公藤等含有损害肾脏的物质，长期或大量服用，会损害肾脏），定期检查尿常规和肾功能，最好同时做肾脏B超检查。

补肾也要分阴阳

饭桌上，小曹多喝了几杯啤酒，两小时内已经是第六次想去方便了。他趁着空儿，倍感“羞愧”地再度起身，旁边突然冒出一句：哥们儿，又去？你肾虚了吧？该补补了！话音刚落便是一阵哄堂大笑。其实，这是很多人，尤其是男性在饭桌上常遇到的事。

几乎所有人都认为，补肾很重要。肾虚就是肾出了问题。很多人一听说是肾虚，就如临大敌，以为自己得了大病，性能力肯定也是不行了。其实这种担心是没有必要的。因为中医的肾虚与西医的肾病完全是两个不同的概念。肾虚并不等于肾病，也不等于勃起功能障碍（ED）。它几乎是每个人必然会经历的阶段，是人衰老过程中的一个必然现象。

肾气不足的八种表现

“肾气”，是指肾精所化之气，它反映了肾的功能活动，对人体的生命活动非常重要。若肾气不足，不仅早衰损寿，还会引发很多疾病。因此，一个人要想健康长寿，必须懂得补充肾气。不过，补肾气也要讲究方法，只有在肾气不足的时候补充才最有用，否则容易引出肾火，对健康也极为不利。

肾气不足主要表现在以下八个方面，如果你发现自己符合其中一个现象，就说明你的肾气不足了，需要补一补。

● 老年人小便时头部打“激灵”

小孩和老人小便时有一个现象，就是有时头部会打一个

“激灵”。但是老人和小孩打“激灵”的原因是不一样的。小孩子是肾气未充，肾气、肾精还没有完全调出来，所以小便时气一往下走，下边一用力，上边就有点空，就会“激灵”一下；而老人是肾气不足了，气血亏虚，所以下边一使劲上边就空了。因而，老人小便时一定要咬住后槽牙，以收敛肾气，不让它外泄。

● 每天17～19点发低热

酉时是指17～19点，这个时候是肾经当令。有些人认为高热很不好，实际上高热反而是气血充足的表现。你仔细观察，小孩子气血足，发热就可以达到很高的热度。人到成年之后，高热的可能性就不大了，尤其是老年人，感冒经常出现低热的情况，特别在酉时低热是肾气大伤、身体不好的一个表现。比如说，新婚夫妇，如果纵欲过度的话就会出现无名低热。

● 成年人安于现状，胸无大志

肾主志，人到中年，如果得过且过、安于现状，没有什么远大的志向了，这实际上是肾精不足的表现。小孩子肾精充足，所以他们志气高远，敢于追求。而人到老年，很多人会说“我活着就行了”“我别无所求了”，这其实就表明他的肾气不足了。

● 爱吃味道浓的东西

中医讲咸味入肾，但过咸则伤肾。元气虚，口味会变得喜欢浓味的、咸味的、辣味的东西。这主要是人的脾胃功能越来越弱了，对味道的感觉也越来越弱，要用味道厚重的东西将元气调上来帮助运化，此时说明肾气已经不足。

● 坐着时爱抖腿

抖腿，也是精不足的表现。相书上说，男抖穷。肾主精，生髓通脑，肾虚则脑髓失充，脑子思维就有问题，做事就会有问题，不顺，就会穷。

● 头发白得早

走在大街上我们会发现，很多年轻人已经有了白头发，这是怎么回事呢？中医认为，发为肾之华。头发是肾的花朵，是肾的外在表现。头发的根在肾，如果你的头发过早花白了，就说明你的肾精不足了。

● 春天手脚冰凉

有很多人到了春季手脚还是冰凉的，这主要是由于人体在冬天精气养得不足造成的。我们知道，如果冬天肾精藏得不够的话，供给身体生发的力量就少了，精气到不了四肢，所以就出现四肢冰冷的症状。这时候，就需要补肾了。

● 睡觉时总出汗

睡觉爱出汗，醒时汗止，中医称为“盗汗”。中医认为汗为心液，盗汗多由于气阴两虚，不能收敛固摄汗液所致，若盗汗日久不愈，则会更加耗伤气阴，从而危害身体健康。

肾虚分阴阳，治疗需辨证

肾的精气可分为肾阴、肾阳两个方面。肾阴与肾阳相互依存、相互制约，维持人体的动态平衡。当这一平衡遭到破坏后，就会出现肾阴、肾阳偏衰或偏盛的病理变化。

有很多人认为补肾就是壮阳，其实这种说法是错误的，因为中医最大的特点就是辨证论治，强调因人而异。如果不分肾阴虚、肾阳虚，乱补一气，吃了不仅没有作用，还会出现一些不良反应，甚至加重病情。即便是经典的六味地黄丸，也不是对所有人都适用的。

肾虚是通过中医辨证来确诊的，而仪器检查不出来。如果确诊为肾虚，还需分肾阳虚与肾阴虚来区别对待。肾阳虚在症状上多表现为腰膝冷痛酸软，四肢发冷、畏寒，尤其是腰以下发凉，平时总比别人穿得厚，夜尿频多，精神疲惫，阳痿，水肿，小便清长、失禁或不利，舌淡苔白等阳虚内寒的症状。肾阴虚在症状上多表现为五心（胸心、两手心、两足心）烦热，头晕耳鸣，失眠健忘，腰膝酸软，口干舌燥，盗汗，男子遗精早泄、女子经少经闭，大便秘结，舌红少苔等阴虚内热的症状。肾阳虚可以吃狗肉、羊肉、韭菜、泥鳅、鹿茸、肉苁蓉来进行食补，药物则有金匮肾气丸、右归丸等；肾阴虚可以吃黑木耳、黑芝麻、枸杞子、甲鱼、石斛、玉竹、女贞子、西洋参等进行食补，药物则有左归丸、六味地黄丸等。

值得注意的是，六味地黄丸作为一种药品，它也有一些禁忌。例如，面色偏白、体质虚弱、喜夏不喜冬的肾阳虚、脾阳虚人群不适合吃它，肾阴虚但脾胃功能不好的人也不适合服用它，这是因为它是偏于补阴的药，配方中以滋阴药为主，久服、过量服易滞脾碍胃，导致脾胃失和而影响食欲和消化功能，中老年人一般脾胃功能不强，服用要谨慎。另外，体质较好或湿热较重的人，服用后还会上火，并且会加重内热，以致影响消化功能。另外，在服用滋肾阴药品如六味地黄丸的同时，宜多吃新鲜蔬菜、水果等纤维素及维生素含量较高的食物，宜吃蛋白质丰富的食品；忌吃辛辣刺激性食品，忌吃温热香燥、煎炸炒爆、性热上火的食物。

肾气虚以面色淡白、腰膝酸软，神疲乏力，听力减退，小便频而清，滑精或早泄为主症。老年肾气虚症，还可见气短，动则气喘等。肾气虚可以用黄芪、党参、山药、胡桃仁、芡实、益智仁等进补，药物则有大补元煎、秘精丸等。

晨起叩天钟：延缓衰老的不传之秘

古语云："百物养生，莫先固齿。"中医认为"肾主齿"，"肾虚则齿豁，肾固则齿坚"，牙齿松动与肾气虚衰以及气血不足有关。年老时，人的肾精衰弱，牙齿就会早早脱落。所以，中医认为养肾精是护齿所必需的。

祖国医学中保健牙齿的有效方法之一就是叩齿。十二时辰养生法中提到："卯时（上午5～7点），晨光初放即披衣起床，叩齿300次，转动两肩，活动筋骨。"可见，古人对牙齿的保养是非常重视的。

看牙齿的好坏判断肾脏的健康状况

牙齿是反映人体肾脏健康状况的一面镜子。中医认为，健康人的牙齿洁白润泽且坚固，是肾气旺盛的表现。

牙齿健康不仅是一个人身体健康的重要标志，同时也对全身健康有着重要影响。例如牙齿松动，甚至脱落残缺，齿根外露者，多见于肾虚者或老人；牙齿干燥，甚至齿如枯骨者，多为肾阴枯竭，见于温热病的晚期，属重病；入睡后咬牙、磨牙者，多因胃热、虫积或消化不良等所致。

叩天钟的方法

所谓"叩天钟"，也就是叩齿，是古代盛行的一种养生术。民谚"朝暮叩齿三百六，七老八十牙不落"说的就是"叩天钟"。每天早晨上下牙齿反复相互咬叩60～360次，不仅能强健牙齿，对身体其他器官也大有裨益。

注意：叩击时，要稍用力使其“嘚嘚”有声，速度不宜过快，避免咬伤颊黏膜和舌部；力量不宜太大，以不致引起疼痛不适为度。

此外，有人强调按不同牙齿分别进行叩击，先叩击臼齿（大牙），然后再叩击门牙、犬牙各数十次，因为这样可以使不同平面上的每个牙齿都能叩到，这种讲法是有道理的。叩齿完后，用舌沿上下牙齿内外侧转搅一圈，将口水慢慢咽下。小便时咬前牙，大便时咬后牙，均闭口勿言，也是固齿的方法。

中医认为，肾主骨生髓，肾气实则齿更发长。经常叩齿，能使经络畅通、强肾固精，起到预防牙周病和龋齿的作用。人们为什么说牙好胃口就好呢？因为上齿属胃经脉络，健康的牙齿有助于脾胃的运化，可以促进消化。所以，三餐之后叩齿还能增强胃肠功能，帮助消化。而且坚持每天叩齿还可以促进面部血液循环，增加大脑的血液供应，使皱纹减少，起到延缓衰老的作用。

卯时叩齿最好

卯时指早晨5～7点天亮时，这是大肠经当令的时段。这个时候我们应该排便，把垃圾毒素排出来。但是在排便之前，大家醒来后首先在床上叩齿，这样做有两个好处：其一，使人精盈、气足、神全。有的人早上起不来，或者起来了脑袋还是昏昏沉沉的，叩齿可以醒脑明神，加快觉醒，让人神清气爽；其二，下齿属大肠经脉络，叩齿可以促进大肠通降，排毒养颜。大肠通了，大便也就通了。

打哈欠：最适合办公族的强肾法

说到肾，生活中到处有我们日用而不知的养生诀窍，比如人人都会有打哈欠的时候，但并不是每个人都知道经常有意识地去打哈欠可以补肾。

可你想过吗，在这简单的张嘴闭嘴，一吸一呼的后面，藏着一个很大的健康秘密。美国研究表明，人打一个哈欠，平均只需要6秒。但是，就在这短短的6秒里，你的大脑、眼睛、肾脏、肝脏，甚至是男性的性能力，都得到了锻炼，获得了不同程度的提升。

打哈欠其实是一种深呼吸

打哈欠其实就是一种深呼吸，也叫腹式呼吸，就是中医讲的气沉丹田。中医认为，肺主呼气，肾主纳气。在《黄帝内经》里，就有“肾主欠”的说法，说明打哈欠与肾有关系的理论自古有之。爱打哈欠的人，往往是肾虚、脾虚的一种表现。而打哈欠与咳嗽、打喷嚏一样，是人的一种自救行为，是补足肾气的方法。

多打哈欠，让体内纳入的氧气更多，可以起到养肾的作用。而“肾生髓”，这个“髓”指脑髓。肾气足，大脑才会活跃、灵敏。

打哈欠一定要和伸懒腰结合起来

打哈欠一定要和伸懒腰结合起来。伸懒腰是哈欠的导引，让身体气血更流通，可以帮助补肾气、疏理肝气、扩展胃气、通肺气，对五脏都有好处。而且这还是一个缓解疲劳、提神醒脑的好方法。有研究表明，当打哈欠和伸懒腰结合起来时，人的平均心率会提高30%，大脑会分泌出让人感到兴奋的神经传递素。

而据美国探索频道报道，人在困倦时，大脑深层的温度会升高，通过打哈欠，能快速吸入氧气，可以冷却流经面部的血液，降低大脑温度，提高工作效率。因此，早起时打个哈欠就等于喝了杯咖啡，让大脑更加清醒。更令人惊讶的是，打哈欠能帮助男性拥有良好而坚挺的勃起功能。

还有的人打哈欠会流眼泪，流泪是肝在排毒。所以这还是一个肝肾同补的妙方。打哈欠的时候，你的两肋向上提，而两肋走的是肝胆经，所以打哈欠可以起到疏肝气的作用。故而心情不愉快的人多伸懒腰、多打哈欠可以消除郁结的肝气，促进健康。而且，鼻子不好的人也应该多打哈欠，通通肺气。

频繁打哈欠须警惕

当然，打哈欠太多也并非是好事。临床研究发现，有70%～80%的缺血性脑中风病人，在发病前一周左右，会因大脑缺血、缺氧而频繁出现打哈欠的现象。打哈欠确实是脑动脉硬化等脑血管病近期将要发病的预兆。所以中老年人，尤其是心脑血管病患者，出现无原因的频繁打哈欠，千万不要掉以轻心，应提前到医院检查。

戌时热水泡脚：活到天年的身心共治法

据《黄帝内经》记载："足为精气之根。"《景岳全书》中说："足为肾之窍，肾为先天之本。年老肾气衰，故足先痿。"可见千百年来，中医就非常重视对双足的保养，并运用泡脚摩足来舒筋活血、祛病延年。

中医认为，"寒从脚下起"。脚位于人身体的末端，离心脏较远，血液的供应较少，再加上脚的表面脂肪层薄，保温能力较差，所以脚的温度较低。人体的正常体温一般在36.5℃左右，而趾尖温度有时只有25℃。脚与上呼吸道黏膜之间存在着密切的神经联系。脚部一旦受凉，原来潜伏在鼻咽部的病毒、病菌就会大量繁殖，此时人体抗病能力降低，易引起感冒、气管炎。脚部受凉还可能引起腹痛、腹泻、胃痛、痛经、腰腿痛、阳痿等多种疾病。因此，脚部保暖直接关系到人体全身健康。另外，人双足的神经血管就像树根部分的分枝一样，在足底上分布着与各脏腑器官有密切关系的近70个穴位和反射区，通过用热水泡脚，刺激这些反射区，就可以达到调整脏腑功能、改善整体生命功能的目的。

脚底涌泉穴为肾经起点

脚心的涌泉穴，其位于足前部凹陷处第2、3趾趾缝纹头端与足跟连线的前1/3处，是足少阴肾经的起点。《黄帝内经》中说："肾出于涌泉，涌泉者足心也。"意思就是说：肾经之气犹如源泉之水，来源于足下，涌出灌溉周身四肢各处。经常按摩此穴，可以活跃肾经内气，颐养五脏六腑，从而强身健体，防止早衰，对肾亏引起的眩晕、失眠、耳鸣、咯血、鼻塞、头痛等有一定的疗效。

中医认为，用热水泡脚，按摩脚心，有强肾滋阴降火之功效，进而调整心肾功能、恢复阴阳平衡状态，对中老年人常见的虚热证效果甚佳。

泡脚和摩脚的方法

泡脚和按摩的具体方法为：

1. 泡脚最好选用木盆，先将脚放入37℃左右的水中，开始时水不宜过多，浸过脚面就行，浸泡一会儿后，再逐渐加热水至踝关节以上，热水水温一般保持在40～50℃，水温过高（超过55℃）会对皮肤造成刺激，过低（低于30℃）会使人受凉，泡脚时双脚要时常搓动。泡脚时间不宜过长，以15～30分钟为宜（如果时间太长的话，容易增加心脏负担）。

2. 泡脚后用洁净的干毛巾擦干脚部。

3. 将双手互相搓热后，左脚盘在右侧大腿上，用右手心的劳宫穴（属于心包经，在手掌心，当第2、3掌骨之间偏于第3掌骨，握拳屈指时中指尖处）按摩左脚心的涌泉穴，然后右脚盘在左侧大腿上，左手心的劳宫穴按摩右脚心的涌泉穴，转圈按摩，直到局部发红发热为止，按摩时动作要缓和连贯，力度要适宜。

4. 右腿屈膝抬起，同时双手十指交叉，扣住脚底，右脚向正前方蹬出。然后右脚收回，双手松开。换左脚重复以上练习。左右为一动，七动为一组，重复练习1～2组。此动作主要是增强腰腿力量，使根基有力。

5. 趴在床上两肘支撑上半身，抬头，两小腿向后翘起，两只脚相互磕打3～4分钟，然后双腿并拢左右摆腿4～5分钟。此动作可以预防和缓解颈椎病、腰椎病、静脉曲张、股骨头坏死等疾病。

6. 按摩脚心时，还要多动脚趾。中医学认为，大拇趾是肝脾两经通路，多活动大拇趾，可疏肝健脾，增进食欲，对肝脾肿大也有辅助疗效；第二趾和第三趾与肠胃有关，经常活动它们可以达到健胃的目的，对胃病患者大有裨益；第四趾属胆经，按摩可防便秘、肋骨痛。有前列腺疾病的患者，可以附加刮法：用双手食指关节用力刮脚踝骨以下内外两侧36次，至有酸痛感为宜。

泡脚的注意事项

泡脚时需要注意：饭前、饭后1小时内不宜泡脚，以免影响肠胃对食物的消化；病情严重而且还在不稳定期，血压很高，血糖很高，心衰严重，都要慎泡脚；严重心脏病患者，脑出血未治愈者，足部有炎症、外伤或皮肤烫伤者，出血性疾病患者，败血病患者，严重血栓患者，孕妇都不宜泡脚。泡脚时，由于足部及下肢血管扩张，血容量增加，可引起头部急性贫血，出现头晕等症状，此时可用冷水洗足，消除头部急性贫血，缓解症状；泡脚后若流汗，应擦干汗水，以免感冒。

按摩涌泉穴时要注意做到《类经》上指出的“志意和，精神定”（即安闲清静，没有一丝杂念的境界），切不可三心二意；按摩结束后30分钟内最好喝一杯温开水，以利于气血运行。

泡脚的功效

经常坚持热水泡脚，按摩脚心，对风湿病、老年性四肢麻木、脾胃病、感冒、头痛、失眠等全身性疾病都有一定的疗效；对偏瘫、脑外伤、中风、糖尿病、高血压、慢性支气管炎、肾虚、肾功能紊乱、腰椎间盘突出症、顽固性膝踝关节麻木痉挛等病都有一定的辅助治疗作用；对神经衰弱、阳痿、更年期综合征、足裂、腰酸腿软、足心发凉、足冷麻木、水肿、肾虚引起的眩晕、失眠、耳鸣、咯血、鼻塞、头痛等常见病都有一定的治疗效果。

戌时心包经当令，适合泡脚

戌时指晚上19～21点，为心包经当令。戌时过后就是亥时（21～23点），亥时是三焦经当令。亥时的属相是猪，猪吃饱了就呼呼大睡，完全是享受状态，所以在亥时我们就要休息了，让生命和身体在休息中得以修复。其实亥时至子时，人体都要安睡以养元气。而戌时泡脚和搓脚心可以促进心肾相交。心肾相交意味着水火相济，对阴阳相合有促进作用，阴阳合抱，亥时至子时睡眠臻至最佳境界，元气才会养得充足。

用热水洗脚，有滋阴降火、活血、除湿之功效。就失眠来讲，热水可促使血液从头部流向脚部，相对减少脑部血液，使人产生全身放松和昏昏欲睡的感觉。并且体内温度升高，促进末梢血管的血流更加顺畅，从而减轻心脏的负担。在泡脚的同时按摩涌泉穴，则可进一步增强对失眠的疗效。因为中老年人的失眠多数是虚证，如心气虚、心血虚、肾阴虚、胆气虚等引起的心肾不交。

多吃坚果，强肾健脑

老年痴呆症，关键在肾。因为肾主志，生髓通于脑，脑为髓之海，老年人一旦出现了脑萎缩，那就是肾气不足，肾气不足不能够生髓，不能够通于脑，它就不能把营养物质输送到脑中，使脑缺乏营养而渐渐萎缩。所以，老年人避免老年痴呆一定要强肾。有些脑力工作者在大脑工作时消耗的能量非常大，直接消耗肾中元气，从而极易引起肾气不足。而坚果在食物中就是强肾、健脑的“中坚力量”。

根据“上补上、下补下”的理论，长在头上的补头，长在中间的养脾，长在下的补下。坚果多长在高大的树上，所以补脑最好，如核桃、榛子、栗子等都是补脑强肾的好食物。

核桃：防老年痴呆

研究证明，核桃对痴呆有非常好的改善作用。因为核桃中富含多种人脑必需的脂肪酸，其中的卵磷脂对大脑神经尤为有益，能补脑健脑。美国饮食协会建议大家，每周最好吃两三次核桃，尤其是中老年人和绝经期妇女。因为核桃中所含的精氨酸、油酸、抗氧化物质等能保护心血管，对预防冠心病、中风、老年痴呆等疾病大有帮助。

中医认为，核桃有健脑益智、增强记忆力、补肾强腰、镇静安神、抗衰老的功效，可用于体质虚弱、神经衰弱、健忘、失眠多梦、腰酸乏力、动则气喘等病症。食用核桃的方法有很多：可作干果嚼食、糕点馅料、烹调菜点等。但核桃的植物油含量多，所以每天吃2～4个为宜，不能过量。而且，吃核桃仁时应少饮浓茶，不要剥掉核桃仁表面的褐色薄皮，以防止营养流失。

下面给大家介绍一个滋补秘方：核桃与红枣、黑芝麻、阿胶、冰糖一起煮，小火熬至膏状，食用有活血化瘀、补气补血的功效，适合贫血、体虚的人食用。其中，冰糖的作用也很重要，因为其他四种食物的性质都偏温热，而冰糖性凉，可以抵消掉一部分温热，这样吃起来就不容易上火了。

此外，核桃性温大热，一切阴虚火旺、阴虚内热体质及热性病患者应慎食。

栗子：补肾强筋

栗子又称板栗。其营养丰富，含有粗纤维、胡萝卜素、多种维生素及钙、磷、钾等矿物质，可供人体吸收和利用的养分高达98%，但脂肪含量却是坚果中最低的。

中医认为板栗性温味甘，有补中益气、养胃健脾、补肾强筋的作用。早在唐朝，医学家孙思邈就说板栗是“肾之果也，肾病宜食之”。值得注意的是，孙思邈在《千金方·食治》中补充介绍说：“生食之，甚治腰脚不遂。”强调了“生吃”这一用法。

那么，怎样生吃最好呢？最好是每天早晨和晚上，把新鲜的栗子放在口中细细咀嚼，直到满口白浆，然后再慢慢吞咽下去，就能收到更好的补益作用，达到有效预防和治疗肾虚、腰酸腿疼的目的。

不过，栗子不能一次吃太多，吃多了容易腹胀，每天只需吃六七颗，坚持下去就能达到滋补效果。而且栗子含淀粉较多，饭后吃容易导致摄入过多热量，增加肥胖的概率。所以，最好在两餐之间把栗子当成零食，或做在饭菜里吃，而不要在饭后大量食用。

板栗的食疗方法有很多。比如，用板栗和大米煮粥，常食之，既能增进食欲，又能补肾虚、壮筋骨，老少皆宜。用栗子焖烧童子鸡，具有滋补肝肾、健脾养胃的功效，适用于中老年人养颜保健。

还要指出的是，板栗中的淀粉含量很高，糖尿病患者尽量不吃为宜。

榛子：降压又降脂

榛子有着“坚果之王”的称号。果仁有天然香气，在口中越嚼越香，是很不错的开胃食品。

榛子含有丰富的单不饱和脂肪酸和多不饱和脂肪酸。在榛子总脂肪中，单不饱和脂肪酸占77.7%，多不饱和脂肪酸占9.5%。单不饱和脂肪酸有助于降血压、降血脂，防治心血管疾病。多不饱和脂肪酸在进入人体后可生成称为脑黄金的DHA，可以提高记忆力、判断力，改善视神经，使人变得更加聪明。因此，榛子特别适合每天与电脑为伴的脑力劳动者食用。榛子还包含抗癌化学成分紫杉酚，它是红豆杉醇中的活跃成分。这种物质可治疗卵巢癌和乳腺癌以及其他一些癌症，可延长患者的生命期。而且，榛子中富含的油脂非常有利于脂溶性维生素在人体内的吸收，对体弱、病后虚弱、易饥饿的人都有很好的补养作用。

中医认为，榛子有补脾胃、益气力、明目的功效，并对消渴、夜尿多等肺肾不足之证很有益。

榛子平时炒着吃、煮粥或煲汤都不错，也可以用来配制糕点和糖果。但榛子性温热，吃多了容易上火。一般来说，每周吃5次，每次食用量以20粒左右为宜，肝功能严重不良者应慎吃。

榛子与大米等谷类一起煮粥，可起到营养互补的作用。如将榛子、莲子、大米放在一起，煮成“榛莲粥”，不仅口感好，而且营养丰富，癌症和糖尿病患者平时可以多吃些。

搭配着吃最好

现在很多人都讲究养生，不仅吃核桃，还吃花生、杏仁、榛子、栗子等，这样就很容易过量，导致上火。可以在一周中，每天安排一种不同的坚果调配着吃，这样既能满足营养，又不会摄入过多热量。

枸杞子大补元气，留得青春美色

枸杞被称为“长寿药”，全身都是宝。它有几个名字，枸杞叶嫩芽叫天精草，其花叫长生花，果实叫枸杞子，其根皮称为地骨皮。正如《寿世保元》所言：“枸杞膏生精补元气，悦颜色，延年益寿”。

枸杞全身都是宝

宋代《太平圣惠方》记载了这样一个传说：有一个人出差到西河，路上看到一位娇柔婀娜，满头青丝，年约十六岁的姑娘，手执竹竿，正在追打一位八九十岁的白发老翁。出差人很好奇，就责问那姑娘：“老人是你何人，你应尊敬老人，为什么打他？”姑娘回答说：“他是我的曾孙，因为有好药他不吃，以致年纪轻轻就老态龙钟，头发白了，牙齿掉了，路也走不动了。”出差人又问姑娘多大岁数，姑娘说她已有372岁了。出差人大吃一惊，忙问姑娘吃了什么仙丹妙药。姑娘说：“春天采枸杞叶，夏天采花，秋天采果，冬天挖根，浸酒常服之。若一年四季不断服食，就可以与天地齐寿。”

中医认为，长期内服适量枸杞子能滋肾、润肺、补肝、明目、益精、养颜、耐老、强筋骨，有助于治疗腰膝酸软、体弱、头晕、遗精、咳嗽、目眩等病证。

近代科学研究发现，枸杞子中含有多种氨基酸，还含有胡萝卜素及钙、磷、铁、锗、锂、亚油酸等多种营养物质。医学研究还表明，枸杞子有降血糖和降血压的功能，能抑制脂肪在肝脏细胞内沉积并促进肝细胞再生，还可降低胆固醇，对糖尿病、高血压和脂肪肝具有一定的治疗效果。枸杞子还有延缓衰老和抗疲劳的作用，能使老年人血液中不断老化的八项指标向年轻化逆转，还能提高人体免疫力。研究还发现，中老年女性常食枸杞子能提高皮肤含水量，因此吃枸杞子可以美容。另外，枸杞子因富含抗癌元素锗而具有防癌的作用。

生嚼食枸杞子最好

枸杞子有很多种吃法，嚼着吃、煲汤、泡茶、泡酒，哪种方法更适合养生呢?

生活中，很多人喜欢用枸杞泡子水、煲汤吃。其实，直接嚼着吃，更有利于发挥枸杞子的保健效果。用枸杞子泡水或煲汤时，枸杞子中只有部分药用成分能释放到水或汤中。而枸杞子泡发开后，直接嚼着吃，能使枸杞子中营养成分吸收得更充分。

不过，生食枸杞子，在数量上最好减半，否则容易滋补过度。一般来说，健康的成年人每天吃20克左右的枸杞子比较合适。如果想起到治疗的效果，每天可以吃30克左右。

枸杞子的适合人群

中年人常因为肝肾阴虚出现头晕目眩、视力减退、腰膝酸软、遗精、消渴等证，枸杞子味甘性平，有良好的补益作用，少不良反应，所以可以缓缓进行滋补。

另外，虽然枸杞子含糖量将近30%～40%，但是其中10%是多糖，这个多糖是可以降血糖、降血脂的，所以说糖尿病患者是可以吃的。

值得注意的是，枸杞子温热的效果相当强，正在感冒发热、身体有炎症、腹泻的人最好别吃。此外，脾虚泄泻之人忌食。相反，体质虚弱、常感冒、抵抗力差的人最好每天食用。

吃枸杞子有讲究

● 枸杞子入菜需泡发

枸杞子入菜泡发有两个好处。其一，清洗枸杞沾染的灰尘；其二，适当的泡发，然后再入菜，营养成分更容易被人体吸收。

● 枸杞子泡酒有讲究

许多人有用枸杞子泡酒的习惯，但实际上枸杞子一般不宜和过多药性温热的补品如红参、大枣、桂圆等共同食用，也不宜使用药酒（如杞圆酒）这一形式。否则，大补就过火了。枸杞子夏季宜泡茶，冬季宜煮粥。

● 枸杞子泡茶喝

枸杞子茶可治疗体质虚寒、性冷淡、肝肾疾病、肺结核、便秘、失眠、低血压、贫血、各种眼疾、脱发、口腔炎等多种疾病。医学研究发现，枸杞子泡水喝能防治肾结石。患高血压或糖尿病的人，每天用15克枸杞子泡水当茶饮用，对治疗疾病有一定疗效；加菊花6克同泡，对头昏眼花、迎风流泪、夜盲等症有治疗效果。

枸杞子煮粥吃

陆游60岁左右时，因肝肾功能欠佳，导致两眼昏花、视力不济，大夫建议他多吃些枸杞子。为此他常服枸杞粥，留下了“雪霁茆堂钟磬清，晨斋枸杞一杯羹”的诗句。枸杞子粥的制作方法很简单：准备枸杞子30克，大米150克，先将大米煮至半熟，然后加入枸杞子，待煮熟，加适量糖调匀即可食用。不能吃糖的人可用咸菜、豆豉做辅料。

枸杞子美容方

作为美容食疗方，可用枸杞子泡水、泡酒或煲汤，也可与桂圆（即龙眼）肉及冰糖、蜂蜜等一起制成杞圆膏，或与其他食物一起配制成药膳，如枸杞子山药炖猪脑、枸杞子焖猪蹄、枸杞子炖鸡等。

山药枸杞子汤：大补元气

性生活过于频繁，耗伤阴精，中医称为“竭”，常见于性生活频繁的新婚夫妻。此时可用山药枸杞子汤来调补。

山药枸杞子汤的做法是：准备鲜山药200克，干莲子肉20粒，枸杞子20克，银耳6朵，冰糖少量。先将鲜山药去皮、切段，然后与其他配料一起放进无油的瓦罐中，加适量清水浸泡一会儿，再用小火慢炖2小时，汤液黏稠即起锅。

这道甜品以山药、莲子益气健脾，以枸杞子、银耳滋阴补肾，针对阴阳两虚的症状尤为适合。

枸杞子鸡蛋羹：防治老花眼

由于枸杞子的明目效用突出，所以它又有“明眼子”的雅号。中医认为，眼睛视物的功能依赖于肝肾精气的濡养。而随着年龄的增长，中老年人的肝肾精气往往会逐渐衰退，无法充分地荣养眼睛，因此可出现看近物模糊、望远物不明的症状，这就是人们常说的老花眼。下面，为大家介绍一个能防治老花眼的药膳方——枸杞子鸡蛋羹。

枸杞子鸡蛋羹的做法很简单：用枸杞子20克，鸡蛋2个。将鸡蛋去壳，与枸杞子一起搅拌均匀，蒸至鸡蛋熟透即可，可随意服用。枸杞子性平味甘，归肝、肾两经，具有滋补肝肾、益精明目、养血的功效。鸡蛋性平味甘，归脾、胃两经，具有养血、滋阴、润燥的功效。将枸杞子与鸡蛋一起蒸食，对防治老花眼以及因肝肾不足引起的头昏多泪等症状有很好的效果。

当然，症状较重的老花眼患者在服用药膳治疗效果不理想时，也可在医生的指导下服用一些具有滋补肝肾、益精明目功效的中成药（如明目地黄丸、石斛夜光丸等）进行治疗。

猪属坎水，让人强肾不衰

根据《易经》五行生克理论，指出猪属水，五行中水对应肾脏。所以吃猪肉、喝排骨汤是入肾经、强肾脏的。

猪腰子补肾

根据中医“以形补形，以脏补脏”的道理，人们常说吃猪腰子补肾。猪腰子性平味甘、咸，归肾经，具有理肾气，通膀胱的作用，主治肾虚所致的腰膝酸软，遗精，小便不利等病症。对肾虚造成的慢性腰腿痛，中医常用猪腰子与杜仲、补骨脂配伍作为药膳，效果不错。

“腰子”一直是男性钟情的壮阳之宝，这种食物在吃啥补啥的想法之下，变得火热起来。有的人为了生健康的宝宝，每周餐桌上猪腰子不会少于三次，炖汤、爆炒、凉拌等各种烹饪方式换着花样吃。可是，事物都有两面性，再好的东西也要讲个适量，“腰子”吃多了也不好。根据世界卫生组织的建议，每人每周接触的镉不应超过每千克体重7微克。而“腰子”中含有大量的镉，镉会对肾脏、肝脏和生殖功能造成危害，不仅会造成精子的数目减少，而且受精卵着床也会受到影响，可能会因镉对染色体的伤害，造成受精卵不易着床，影响受孕。而且多吃腰子摄入过量的胆固醇，天长日久就会导致高血压、冠心病等富贵病。因此，我们建议每周吃一两次动物内脏即可，且每次食用量不要超过50克。

最后还要提醒大家，高锌食物有帮助排镉的作用，还能够抗衰老、增强性能力。因此，生活中不妨经常吃一些含锌的食物，多吃一些蔬菜、水果等。高锌食物以贝壳类食物为主，如牡蛎含锌最多，不过牡蛎含高胆固醇，也不宜过多摄入，其他的还有黄鱼、紫菜、海带、蛤贝等海产品。

猪膀胱治遗尿

猪身上还有一个宝贝——猪膀胱，中医常用它来治遗尿。猪膀胱性平味甘、咸，归膀胱经，主治尿频、遗尿等病症。遗尿指3岁以上儿童睡眠中小便自遗，醒后方觉的一种病症。多因小孩体质弱、肾气不充或病后脾胃失调身体虚弱，导致肾气不足，膀胱摄纳之功能失常而睡中自遗。猪膀胱以脏补脏，可以加强膀胱的固摄作用而止遗尿，方法简单有效。具体做法是：用鲜猪膀胱，每天2～4个，用清水洗净后水煮，不放盐（由于咸味能泄下，如果加盐调味则固摄作用减弱，所以不要放盐），熟后分2次吃肉喝汤，早晚各服1～2个猪膀胱，喝1/2汤。年龄小于10岁者每次1个猪膀胱，大于10岁者每次2个猪膀胱。连服3天为1个疗程。一般1～2个疗程后病症消失，再无复发。

骨头汤壮骨

接着，我们来说一下骨头汤。中医认为，“肾主骨”，“肾主身之骨髓”，所以骨与肾的关系非常密切。骨的生长发育及其修复都以肾精为基础，肾藏精，精能生髓，髓能充骨，促进骨骼的生长发育，并使之发挥正常的生理功能。若肾精不足，骨髓化生乏源，骨失所养，则骨骼脆弱无力，在小儿则见骨软无力，发育迟缓；在成人则见腰膝酸软。

骨头汤中高含量的骨胶原，是我们壮骨和抗衰老的宝贝。骨胶原作为胶原蛋白，是人体重要的生理功能物质，它是分布在人体肌肉连接的肌腱，关节连接的软骨组织、结缔组织和皮肤的真皮中的一种蛋白质，具有构成人体支架、保证机体的正常生理功能的作用。补充足够的骨胶原对保持皮肤和肌肉的弹性、保持青春健美有不错的作用。因此，如果经常喝些猪骨头汤，可以延缓人的衰老速度。方法是：将猪骨头砸碎，按1份骨头5份水的比例，用小火炖煮1～2小时，尽量让含有类黏朊和骨胶原的髓液溶解，在骨头汤中加入新鲜蔬菜食用。只要持之以恒，就可及时补充人体所需的类黏朊和骨胶原等物质，以增强骨髓造血能力。

猪蹄填肾精

猪蹄又叫猪脚、猪手。中医认为，猪蹄性平，味甘、咸，归肝、脾、胃经，具有补血、美容、催乳、填肾精之功。适宜年老体弱者、血虚者、产后气血不足、乳汁缺乏者、痈疽疮毒者食用。《本草纲目》上说猪蹄有“通乳脉，托痈疽”的功效。

现代医学认为，猪蹄富含胶原蛋白，常吃猪蹄有利于减轻中枢神经过度兴奋，对焦虑状态及神经衰弱、失眠等有改善作用。胶原蛋白还是皮肤细胞生长的主要原料，它能滋润皮肤、维护皮肤的湿润，使皮肤变得丰满而富有光泽。

吃猪蹄时，先将猪毛刮剔干净，用沸水焯后再切成小块或丝条，用其煲汤或是烹炒均可，也可以配上不同的蔬菜而变化口味，极具补益与养颜之功。

掩耳弹脑，防治头晕、健忘、耳鸣

中医认为，肾开窍于耳，耳通于脑，脑为髓之海，肾虚则髓海不足，易致头晕、健忘、耳鸣。弹脑时掩耳和叩击的动作可对耳朵产生刺激，因此可起到调补肾元、强本固肾之效，对头晕、健忘、耳鸣等肾虚症状有预防和康复作用，对神经衰弱、老年痴呆也有明显的预防效果。另外，弹脑补益肾气还有利于延缓衰老、延年益寿。

看耳垂知肾气强弱

从外表上就能看到人体的肾气足不足，怎么看呢？中医认为，肾开窍于耳，就看耳垂。耳垂大的人肾气就足，耳垂小的人肾气就不足，没有耳垂的人呢？他先天肾气衰少。小耳垂的人把肾气补足了能长出大耳垂来，没有耳垂的人也能长出耳垂来，这是许多人的经验。

另外，老年人出现的听力减退、耳聋失聪等衰老表现，也与肾气较弱关系密切。所以，听力较差的人，可以考虑是不是要补补肾气。

弹脑按摩的方法

弹脑又叫“鸣天鼓”，是中国流传已久的保健按摩方法。该法最早见于道士邱处机的《颐身集》，在后世的《河间六书》《圣济总录》等书籍中也都有相关的记载。

弹脑的具体操作方法是：两手抱后脑，手心掩耳，大拇指放于后颈部，其余四指放于后脑部；然后食指从中指上滑下叩击后脑部，此时耳中即有鸣鼓之音；做24次或36次后双手猛然松开，并猛睁双眼，立时有耳聪目明之感。早晨起床前、晚上临睡前，在床上盘腿静坐，依法练习。不要讲话，不要分心。每天练习，长期坚持。

弹脑按摩的提示

叩击脑后穴位，如玉枕穴、风池穴、脑户穴等，可起到防治头痛、眩晕、后脖子僵痛、中风、口眼歪斜等疾病的作用。弹脑常用的玉枕穴，在后发际正中直上2.5寸，旁开1.3寸平枕外粗隆上缘的凹陷处；

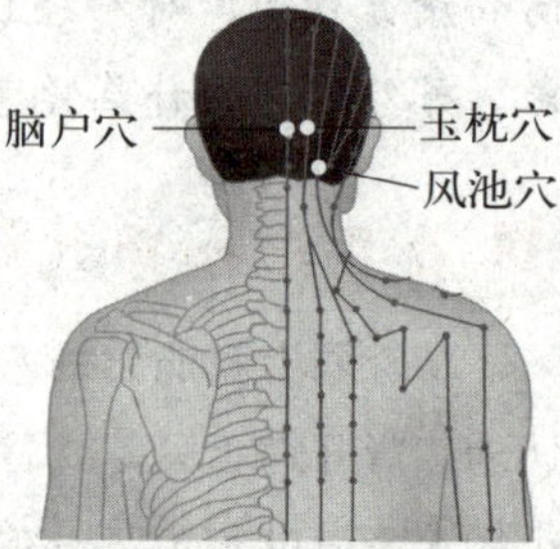

风池穴在颈后枕骨下、后脑勺下方颈窝的两侧，由颈窝往外约两个拇指即是，与耳垂齐平；脑户穴在枕外隆凸的上缘凹陷处。

弹脑的注意事项

弹脑时一定要注意叩击动作的轻重，要视自身耳部所能承受的程度而定，不能一味追求力度，否则容易造成耳部不适或意外伤害的发生。另外，患中耳炎或鼓膜穿孔的人不宜弹脑。

命门穴：治疗手脚冰凉、夜尿多

命门穴属督脉，为人体的长寿大穴。命门的功能包括肾阴和肾阳两个方面的作用。命门穴是人生命力的中心，为元气所宿之处，可以发挥人与生俱来的体力并加以强化，具有补肾壮阳之功，为保健强壮要穴。

命门穴取穴方法

俯卧位，在腰部后正中线上，第二腰椎棘突下凹陷中，与肚脐相平的区域。

命门穴保健方法

● 掌擦命门穴

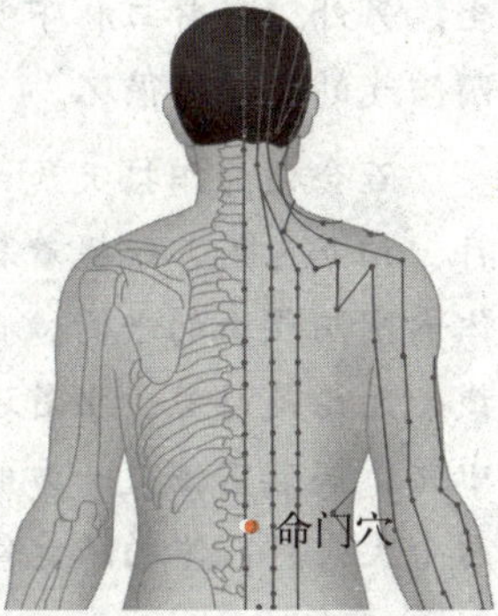

用掌根反复搓擦命门穴，以感觉发热发烫为度，然后将两掌搓热捂住两肾，用意念守住命门穴约10分钟即可。此法可以温肾壮阳，强腰固本，疏通督脉，加强与任脉的联系，促进真气在任督二脉上运行。

● 掌心按摩命门穴

用掌心对着命门穴按摩到发热即可，因为手掌心的劳宫穴是火穴，可以添加命门之火，壮大生命的火力！此法可以治疗腰部虚冷疼痛、关节怕冷、腹泻；男性的遗精、尿频尿急，以及女性虚寒性的月经不调、宫寒不孕、手脚冰凉等症状。

两个大穴平阴阳，何愁架上药生尘

元气之根在于肾而行于任督，所以李时珍说："任督二脉，人身之子午也，此元气之所由生，真息之所由起。"督脉主一身之阳气，任脉主一身之阴气；督脉主管人的一身之气，任脉主管人的一身之血，这两条经脉掌管着阴阳、气血，决定着人的生老病死。因此也可以说，人就活在这两条经脉上。打通任督二脉调理全身的气血，促进全身气血循环，以保证身体的阴阳平衡，是养生的根本。

任督二脉在头顶相交于"百会穴"，它能够接受天地自然间的精气，所以被称为大天门。"天门"打开了，人体才有可能与宇宙交换能量信息，实现"天人合一"而养生。另外，任督二脉下交于会阴穴，它能疏通经脉，促进阴阳气的交接与循环。

百会穴为阳接天气，会阴穴为阴收地气，两者相互依存、相互为用，统摄着真气在任督二脉上正常运行，维持体内阴阳气血的平衡。百会穴和会阴穴是人体的一条中轴线，无论是站着、坐着还是躺着，都要保持这根中轴线的中立，倘若它偏失一方的话，就属于阴阳偏失。因此，这两个大穴对人体的保健作用非常重要。

激活百会穴

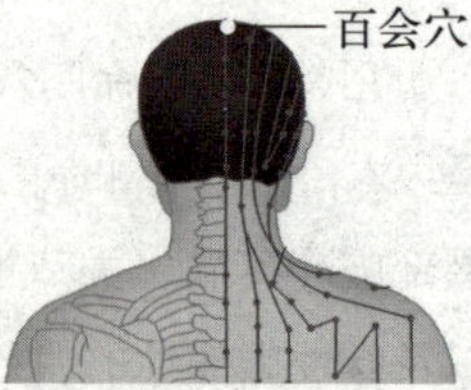

金庸在《天龙八部》中描绘了一位绝世高手——藏经阁扫地僧，面对武艺超群的慕容博、萧远山，他只在他们头顶上一拍，俩人顿时

倒地，不省人事。小说虽为虚构，但扫地僧所拍之处确为人体头部要穴——百会穴。

百会穴，归属督脉，为手足太阳经、督脉经、足厥阴肝经之会。因此，也叫“三阳五会”，意为百脉在此交会。

《针灸甲乙经》中记载，百会穴是“在前顶后一寸五分，顶中央旋毛中，陷可容指”。按《针灸甲乙经》之骨度分寸，前后发际之间为十二寸，百会穴是在距前发际五寸，后发际七寸处。如旋毛居中者，旋毛中央恰为百会穴，该处的颅骨凹陷在头部最为明显，也与“陷可容指”的记载相符。但很多人都采用“两耳尖直上，头顶正中”或“两耳尖直上连线与前后正中线之交点”的取穴方法，这样找到的穴位位置与《针灸甲乙经》所描述的位置是有点偏差的。因此，结合自然标志，将此穴取在两顶骨结节中间，颅骨明显凹陷处（如黄豆般大小）方为准确，再按两耳尖连线中点为第二条件。

百会穴是中医里益气壮阳的首选穴，是调节大脑功能的要穴。经常刺激该穴可以调节心、脑血管功能，醒脑开窍、安神定志、升阳举陷、通督定痫、延年益寿。该穴常用于治疗头痛、眩晕、目眩、惊悸、健忘、宿醉、低血压、中风不语、癔症、耳鸣、失眠、鼻塞、脱肛等。

刺激百会穴的方法一般有三种。其一，按摩法。端坐，可用拇指端呈圆周状按揉，以百会穴发热为度。其二，叩击法。可将右手空心握拳轻轻叩击，每次约108下。其三，灸法。隔姜灸3～5壮或温灸至局部稍见红晕为度，每天1次，每月20次，本穴常可累计灸百余壮。

百会穴的作用很多，用艾灸百会穴治疗耳性眩晕（梅尼埃综合征）疗效较好，一般艾炷灸1～2次，症状就会明显减轻。可用艾条悬灸法，采用温和灸或雀啄灸。温和灸是将艾条一端与百会穴保持约一寸距离，使患者感到灼热而无灼痛感；雀啄灸是点燃的艾条一端与百会穴之间并不固定距离，而是像鸟雀啄食一样，一上一下地移动。以上两法每次灸15～20分钟。

艾灸百会穴不但对耳性眩晕有较好的效果，而且对同时兼见的耳鸣、耳聋等证也有效。还有一些脑中风患者，有肢体偏瘫合并失语的症状，用中药熏蒸百会穴也有一定的疗效。通过百会穴治病可达到一穴补诸阳的疗效。

药物贴敷法是将人参、红花、三七等中药研成细末放到一个特制药袋中，并将其固定在一个线帽里，让患者戴上帽子，袋中中药正好对准头部百会穴处，这样中药通过气味渗透，就可以将药物之保健作用从百会穴输送到全身，从而达到治疗疾病的作用。

会阴穴的保健方法

会阴穴，顾名思义就是阴经脉气交会之所，属任脉，位于人体肛门和生殖器的中间凹陷处。经常按摩此穴，对协调和改善泌尿、生殖系统功能，增强脑垂体和肾上腺、甲状腺、前列腺、性腺的作用都大有裨益。此穴可用于治疗痔疮、便秘、妇科病、尿频、溺水窒息、阳痿等证。

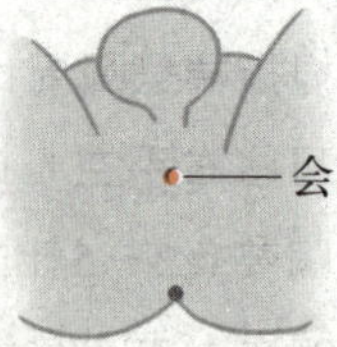

会阴穴的保健方法有三种。其一，提肾缩穴法。站立，全身放松，吸气时小腹内收，肛门上提（如忍大便状），会阴随之上提内吸；呼气时腹部鼓起，将会阴肛门放松，如此一提一松共做36次。其二，点穴法。睡前于床上半卧半坐，食指搭于中指背上，用中指指端点按会阴穴108下，以感觉酸痛为度。其三，意守法。姿势不限，全身放松，将意念集中于会阴穴，守住会阴穴约15分钟，久之，会阴处即有真气冲动之感，并感觉身体舒适无比。

另外，要想拥有健康的前列腺，可以在睡前按摩丹田和会阴穴，以达到防治前列腺疾病的目的。具体方法是：仰卧，两脚伸直，左手放在神阙穴（肚脐）上，用中指、食指、无名指三指旋转，同时再用右手三指放在会阴穴部旋转按摩，一共100次。做完后换手做同样动作。肚脐的周围有气海、关元等穴，中医认为是丹田之所，这种按摩有利于膀胱恢复。小便后稍加按摩可以促使膀胱排空，减少残余尿量。会阴穴可以通任督二脉，按摩使得会阴处血液循环加快，起到消炎、止痛和消肿的作用。

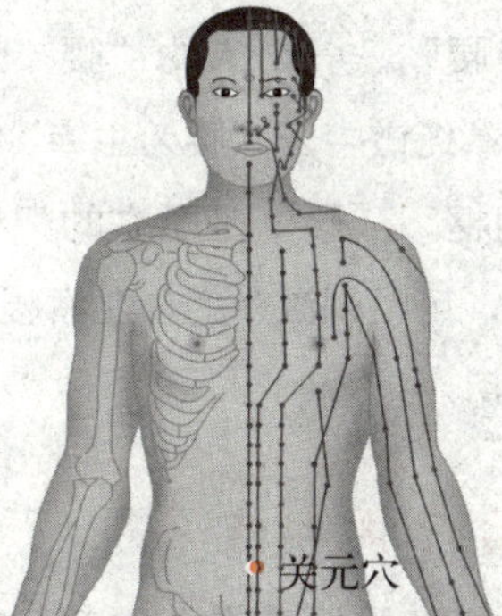

一招打通督脉，颈、腰、腿痛皆可除

中医认为“腰为肾之府”，“腰不好”等同于“肾不好”。因此护腰首先要调整生活方式，预防肾脏亏虚，例如不能熬夜、避免久坐。

命门穴、腰眼穴有补肾强壮的作用

有个熟悉的电影场景：一领导干部，写了一个通宵的改革方案，天亮了才站起身，他会迎着朝阳长出一口气，用手捶捶发酸的腰……这样的场景，也在大家身上时常发生。

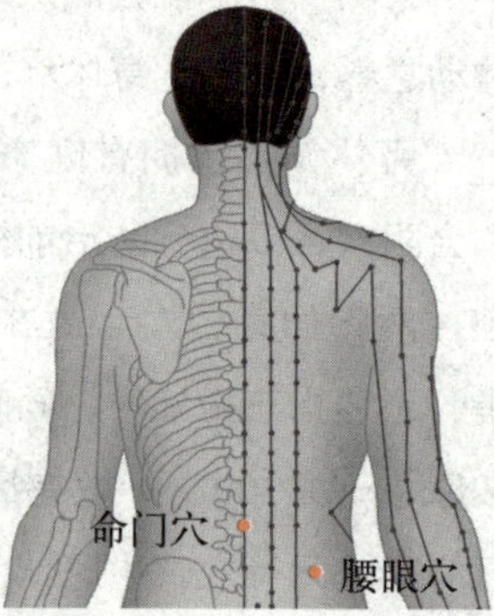

在此，推荐一个简单的动作——转腰。此法除能增强腰部肌肉、关节的功能外，对慢性腰肌劳损、腰椎骨质增生、腰椎间盘脱出、风湿性腰痛、坐骨神经痛等有一定的防治作用。别小看转腰这个动作，它可是太极拳的精髓所在。俗话说“太极拳，太极腰”。一个人的“腰”是人体上下转动的枢纽，所以太极拳经谱中云“腰为主宰”“主宰于腰”。“脊”是上下的门枢，“腰”是左右的门枢。练习太极拳时，腰的左旋右转，可以刺激命门与左右腰眼（肾俞穴），故有补肾强壮的作用。

转腰法可治疗腰部疾病

有位年轻人曾经患腰肌劳损，腰部经常疼痛。中医认为，腰者肾之府，转摇不能，肾将惫矣，阳虚则头项腰背痛。后来，他从一朋友那里得知转腰练习法。具体方法是：站在地上，两腿分开，两手叉腰，腰向前弯，先按顺时针方向转动10圈，再按逆时针方向转动10圈。练习转腰法可配合呼吸，即转前半圈吸气，转后半圈时呼气。这样做，可推动胃肠蠕动，促进脏腑功能。他就坚持每天练，果然见效。腰痛竟渐渐缓解，直至痊愈。

根据太极拳的观点，人的头至腰是人体的中轴，又是督脉的所经处，具有调节阳气的作用，加上腿部有许多经络通过，因此头、腰、腿经常转动，可以流动气血，养生防病。古今中外的医学研究证明，经常采用转头、转腰、转腿的“三转”健身操，对调节精神、增强体质、促进血液循环、预防器官衰老具有很大的作用。

那么，转头的方法为：站立，双眼微闭，挺胸收腹，头部先按顺时针方向转10圈，再按逆时针方向转10圈。此法能锻炼颈部的肌肉和关节，对防治颈椎病、神经性头痛和颈肩综合征等有一定疗效。

转腿的方法为：站立，两腿并拢，身体向下蹲，双手扶住双腿膝盖，先按顺时针方向转10圈，再按逆时针方向转10圈。此法能增强腿肌的力量，对治疗膝关节炎、下肢静脉曲张、坐骨神经痛等疾病有辅助作用。

经常有人抱怨工作忙，没有时间锻炼身体，其实只需要在工作间隙抽出一点时间，采用省时省力省心的转头、转腰、转腿的“三转”健身操，就可以很好地防治颈、腰、腿痛，何乐而不为呢！

太溪穴：治疗慢性肾病的良穴

太溪穴是肾经的原穴、输穴，“太”为尊贵，意为人身诸经贵气都要归于此穴。太溪穴是补肾大穴，有平衡协调阴阳之功，既能滋阴降火，又能培元补肾；既可治肾阳虚引起的畏寒肢冷、神疲嗜睡、头昏目眩，又能治肾阴虚引起的慢性咽喉炎、心烦心痛、失眠多梦。更值得一提的是，每天按揉太溪穴3～5分钟，可以有效防治肾炎、肾绞痛、痛风等疾病。

太溪穴取穴方法

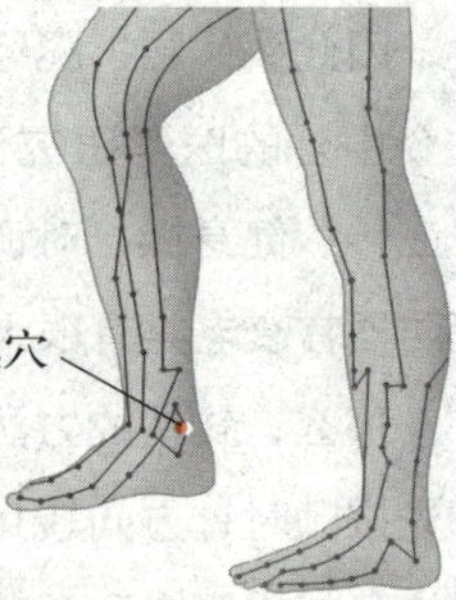

太溪穴位于足内侧，内踝后方，内踝尖与跟腱之间的凹陷处。取该穴时，卧着或坐着，放松全身肌肉，并将袜子脱掉露出足跟部。用手拇指用力均匀地在内踝与跟腱之间反复仔细地按压，寻找感觉酸、痛、胀最为明显且为凹陷的地方，即为此穴的准确位置。

适宜症状

绝大多数肾脏疾病，如慢性肾炎、慢性肾功能不全、糖尿病肾病等。特别是对患有慢性肾病，同时表现为水肿、腰酸腿冷、浑身乏力的患者效果更为明显。还有人经常足跟痛，这也是肾虚的表现，应多揉太溪穴。

按摩太溪穴的方法

用对侧手的拇指按揉，也可以使用按摩棒或光滑的木棒按揉，注意力量柔和，以感觉酸胀为度，不可太用力以免伤及皮肤。

按摩提示

对肾炎患者，按揉后可使高血压有一定程度的降低，尿蛋白明显减少。按摩虽然有很好的效果，但是仍然需要配合药物治疗。

按摩太溪穴的作用

中医认为，太溪穴能激发人的先天之本，长于滋阴补肾、通调三焦，具有滋肾阴、壮肾阳、益肾精、纳肾气、调肾经的功效。

临床上，凡肾虚病症或肾经循行所过部位病证，都可用太溪穴来治疗。绝大多数肾脏疾病，如慢性肾炎、慢性肾功能不全、糖尿病肾病等，都可以通过太溪穴来治疗。特别是对患有慢性肾病，同时表现为水肿、腰酸腿冷、浑身乏力的患者，按摩刺激太溪穴治疗，效果最为明显。

照海穴：缓解咽干、咽痛，治疗肩周炎

此穴名中“照”即光照，“海”即海洋，大水之意。照海穴意为肾中真阳光照全身，肾经经水在此大量蒸发。肾为水火之脏，照海穴很好地继承了这点，它和气血、平阴阳，既补益又清热，不仅可以用来治疗漏肩风，还能缓解胸闷、嗓子干痛、声音嘶哑、慢性咽炎等症状。

漏肩风，即肩周炎。漏肩风夜间痛甚，多为阴寒偏甚，阴气过极所至。《景岳全书》中说：“阴寒之气，客于肌肉筋骨之间，则凝结不散，阳气不行，故痛不可挡。”“凝，则脉不通。不通，则痛矣。”因此，可以按摩照海穴，利用肾阳的蒸腾汽化作用，以内温脏腑经络，外拒寒湿贼邪。

照海穴取穴方法

照海穴在足内侧，内踝尖下方凹陷处。

适用人群

主持人、广播员、歌唱家、教师和肩周炎、失眠患者。

按摩照海穴的方法

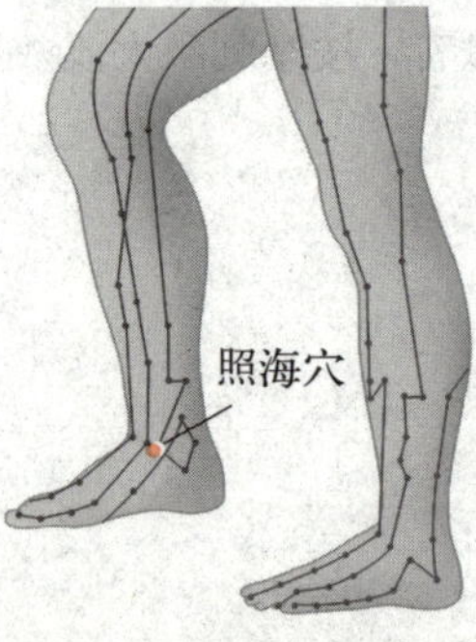

点法有调整脏腑功能、开通经络闭塞之功，如经常点按此穴，可以增强肾的泌尿功能；揉法有“和气血，活经络”之能；擦法有温经散寒，舒解挛急之效。揉、点法用于照海穴，就能

通过肾经和阴跷脉，更好地鼓动脏腑行气活血，温养筋骨皮肉，解除肩痛，特别是夜间肩痛。

按揉照海穴缓解咽干咽痛的方法也很简单：坐在床上，屈膝，脚底平踏在床面，用双手拇指分别揉按两侧内踝下的照海穴，以产生酸胀感为宜，每天坚持按揉2次。按揉时注意口要闭，不能说话，如果感觉到嘴里有唾液了，一定要咽到肚子里去。

按摩提示

照海穴是八脉交会穴，而交会穴可扩大主治范围，所以“关照”的范围很广，与太溪配合构成一对强壮、治疗范围无处不到的保健穴位。照海穴通阴跷脉，又因阴、阳跷脉有“分主一身左右之阴阳”的作用，所以，照海穴可调一身左右之阴阳，而太溪穴也可平阴阳。所以，从失眠到妇科疾病，从身体虚弱到全身疾病，都可以取照海穴配太溪穴，阴阳调和，百病可除。

按摩照海穴的作用

按摩照海穴可缓解胸闷、嗓子干痛、声音嘶哑、慢性咽炎等症状，对肩周炎、失眠、急慢性扁桃体炎有辅助治疗作用。

复溜穴：专治水液代谢失常

复溜穴为肾经腧穴，从字面上的意思来讲，复溜穴就是要让停留的水重新流动起来。当人体内有瘀血时，尿液、汗液和痰湿这些脏东西就会停留在体内不流动了。气血瘀积了，我们就得及时把它疏通。

中医认为，肾主水，肾功能失常会造成人体水液代谢失常。肾虚会造成肾功能失常，“虚则补其母”，而复溜为肾经之金穴，肾为水，金生水，复溜为肾经之母穴，所以这个穴位具有滋补的作用，可以滋阴补肾，专治水液代谢失常。所以，如果你的身体某个部位出现了肿胀，说明是那里给堵住了，这时别忘了咱们的复溜穴，把“水闸”打开了，自然就可以畅通无阻了。

复溜穴取穴方法

复溜穴位于太溪穴上2寸。取穴时，正坐或者仰卧，该穴位于小腿内侧，脚踝内侧中央上二指宽处，胫骨与跟腱间。

按摩复溜穴的方法

按摩复溜穴的方法为：用手掌包住脚腕，用大拇指轻轻地按摩复溜穴，至局部有温热感为宜。

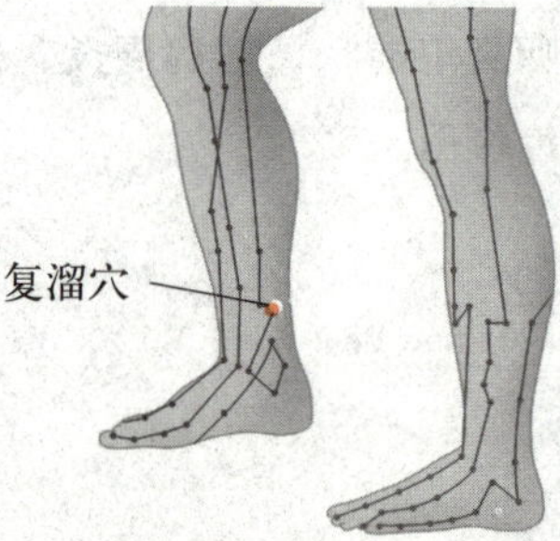

另外，再教大家一个非常简便的方法：先找准复溜穴的

位置，然后将米粒、绿豆等用胶布固定在穴位上，贴的时候顺便压一压，刺激一下，以免不平整弄得穴位周围的肌肉不舒服。平时没事时，就可以经常按压此穴。绿豆或米粒因为有胶带固定，所以不易移动，按压下去，就会对穴位形成刺激，这比每次都找穴位方便多了。

按摩复溜穴的作用

复溜穴可滋阴、利水消肿，对静脉曲张、水肿、腹胀、自汗、盗汗、腹泻、尿失禁、指端麻木、腰痛等证有很好的治疗作用。

治疗肿痛

身体上凡是有水肿的地方都跟复溜穴有关。比如，膝盖肿就跟该穴有关。因为肿的意思就是有水液在那里停滞不流，淤积了，而刺激该穴就能让它重新循环流动起来。

水液代谢失常常会出现水肿腹胀，不但腿上有水，肚子里也有水，而且腰脊强痛，此时一定要揉复溜穴，让瘀血重新流动起来。

治疗静脉曲张

静脉曲张就是血液长期瘀积在静脉没有回流造成的。如果刚瘀血的时候就刺激复溜穴，效果会很明显。但是如果静脉曲张已经形成了大疙瘩，揉几天复溜穴也是不会好的。所以越早发现疾病，越早按摩，效果就会越好。

《黄帝内经》
养好你的心肝脾肺肾

文字撰稿

北京世纪悦然文化传播有限公司

图片提供

北京阳光图书工作室

封面设计

阮剑锋

版式设计

阮剑锋

天天健康